図解 食べれば食べるほど若くなる法

管理栄養士
菊池真由子

三笠書房

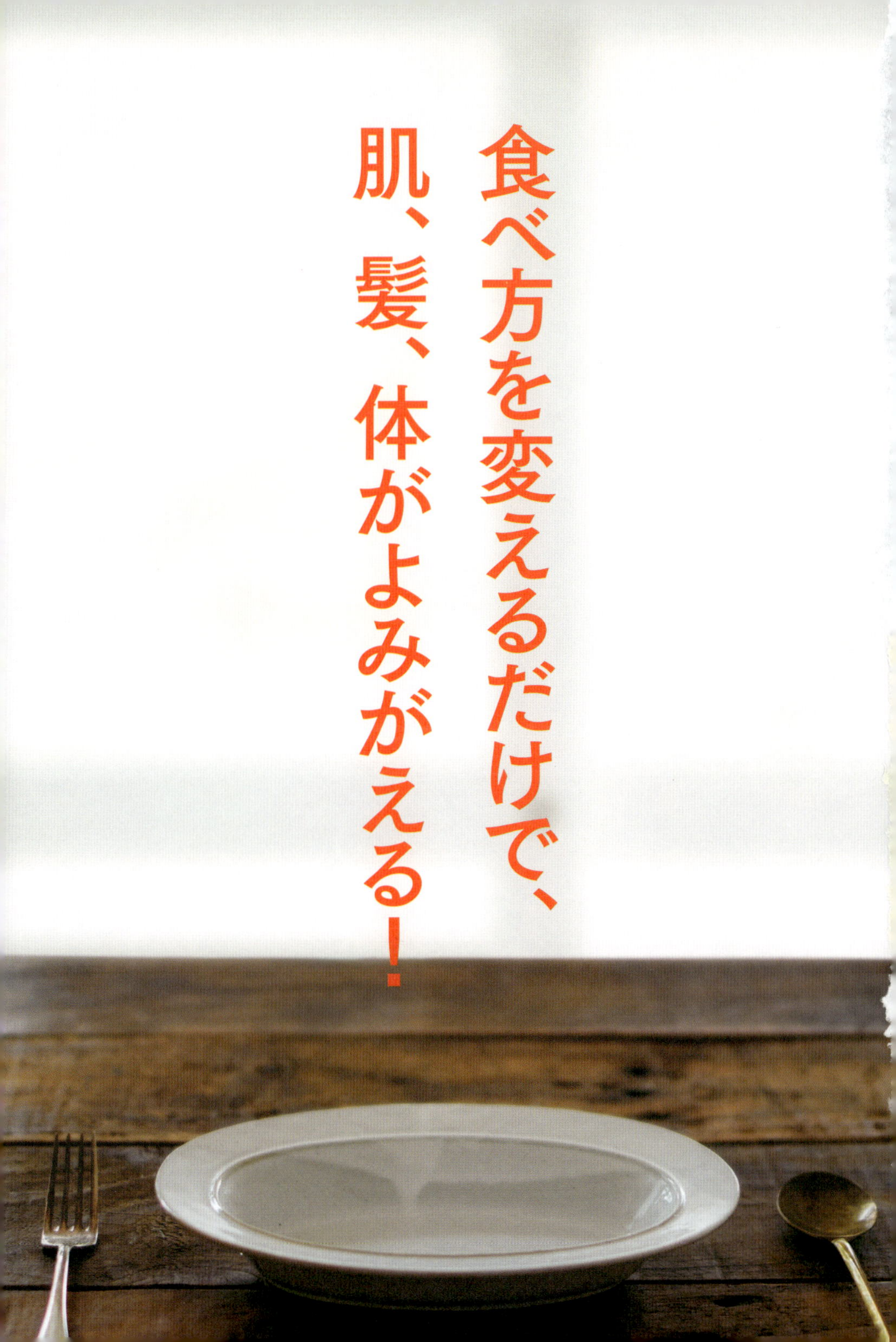
食べ方を変えるだけで、
肌、髪、体がよみがえる！

1万人を救った！
管理栄養士が推奨する
「きちんと食べて、若返る」法

食べれば食べるほど若くなる——。

こんな突拍子もないタイトルを見て、半信半疑の人もいるかもしれません。

ダイエットにせよ、アンチエイジングにせよ、一般的には「カロリーは控えよう」「糖質は抑えよう」と食事制限を推奨するのが普通だからです。

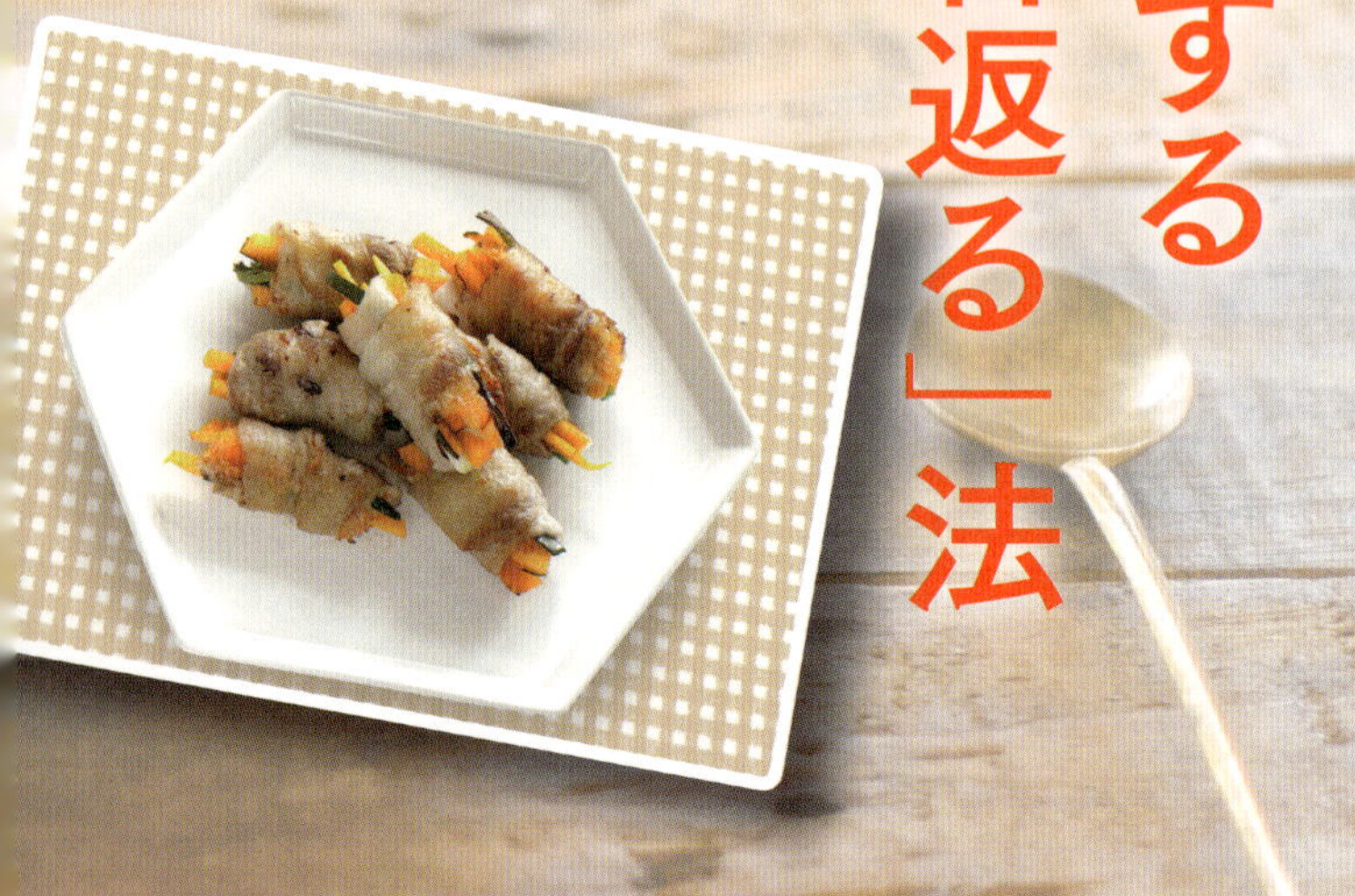

しかし――。

じつは、突拍子もないこの本のタイトルこそが**「若さの秘訣そのもの」**だと言ったら、驚きますか。

私は、管理栄養士として30年間、「やせたい」「若くなりたい」と願う1万人以上の人たちを、食事面からサポートしてきました。

その経験から断言できるのは、

「きちんと食べる人ほど、やせる」

「きちんと食べる人ほど、若くなる」

ということなのです。

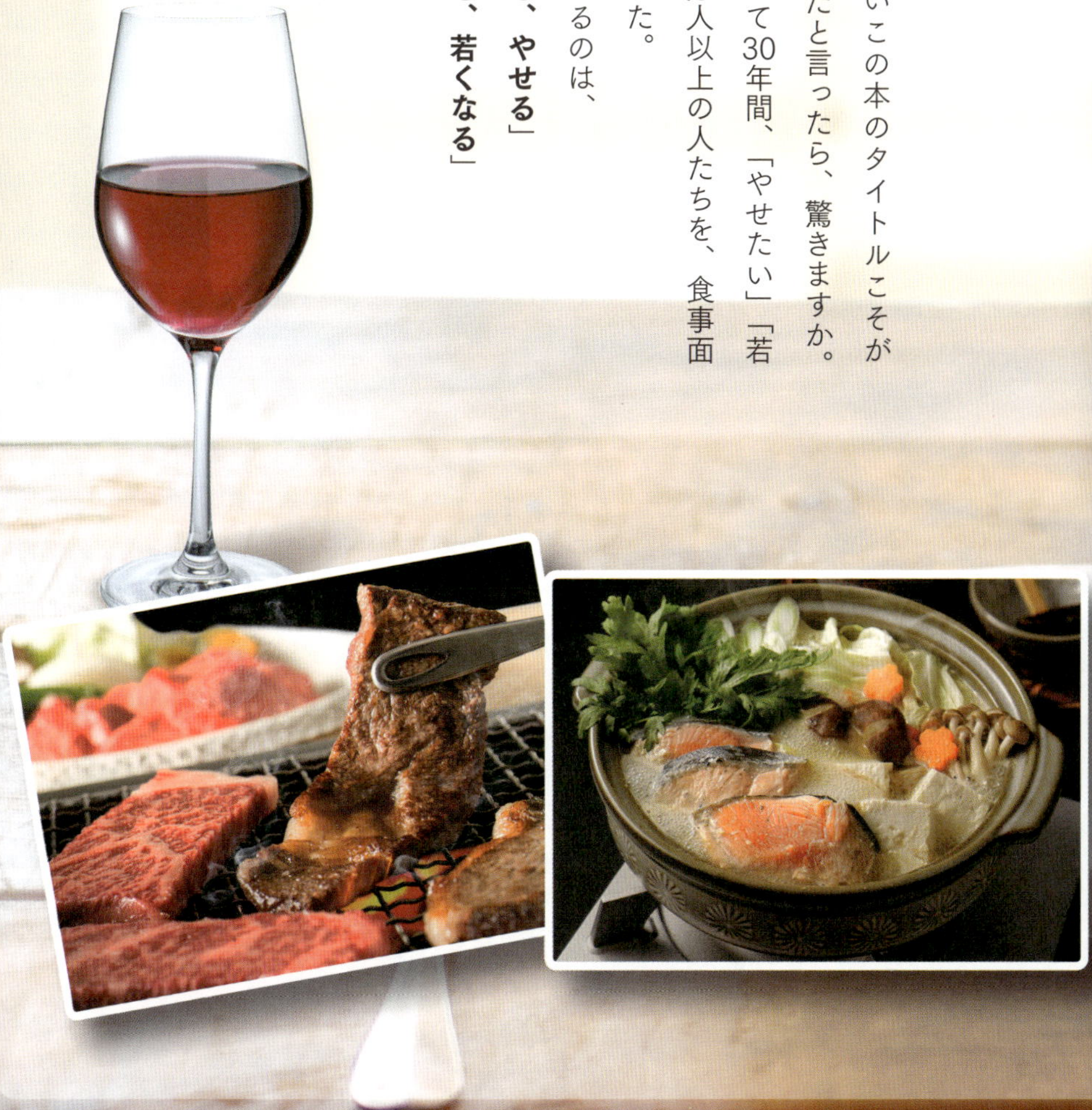

食べ物の効能は、何歳から始めても効果が出る！

もちろん、やみくもに食べればいいわけではありません。食べ方にもコツがあります。
「何を、どう食べれば若くなるか」——。
それをきちんと知っておくことが重要なのです。
食べ物の栄養素に秘められたパワーは、私たちの想像をはるかに超えた強力なもの。

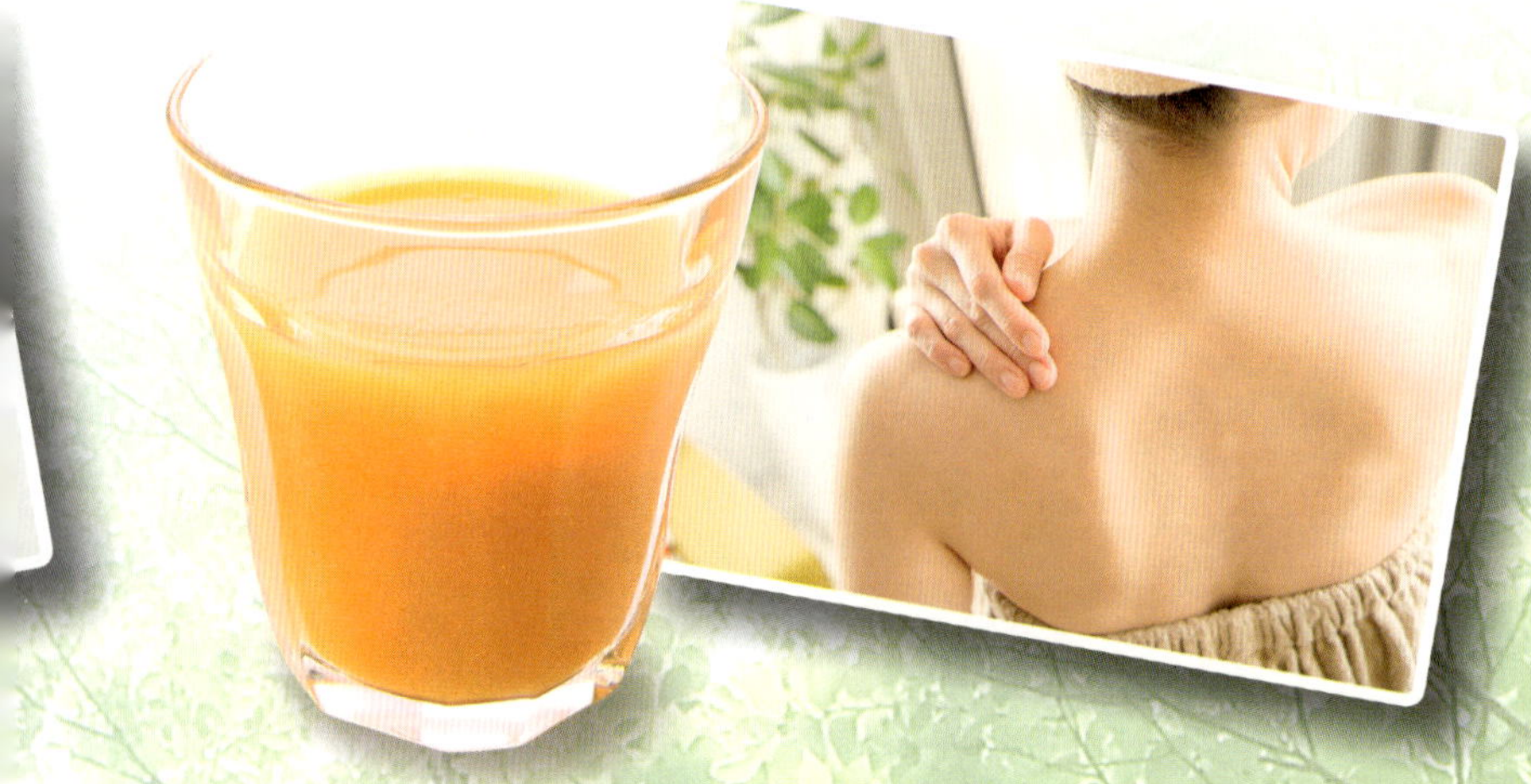

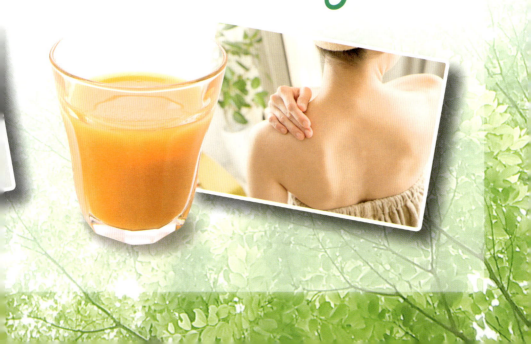

・肌をきれいにする
・シミ・シワを消す
・たるみをとる
・脂肪を燃やす
・髪を若返らせる……。

こうした驚くべき効能が秘められているのです。

食べ物の効能は、私たちを裏切りません。何歳から始めても、必ず効果が出ます。

食べ方を変えるだけで、肌、髪、体がよみがえるなんて、考えただけでワクワクしますよね。

「そんな夢のような方法があるのであれば、ぜひ、試してみたい」と思いませんか。

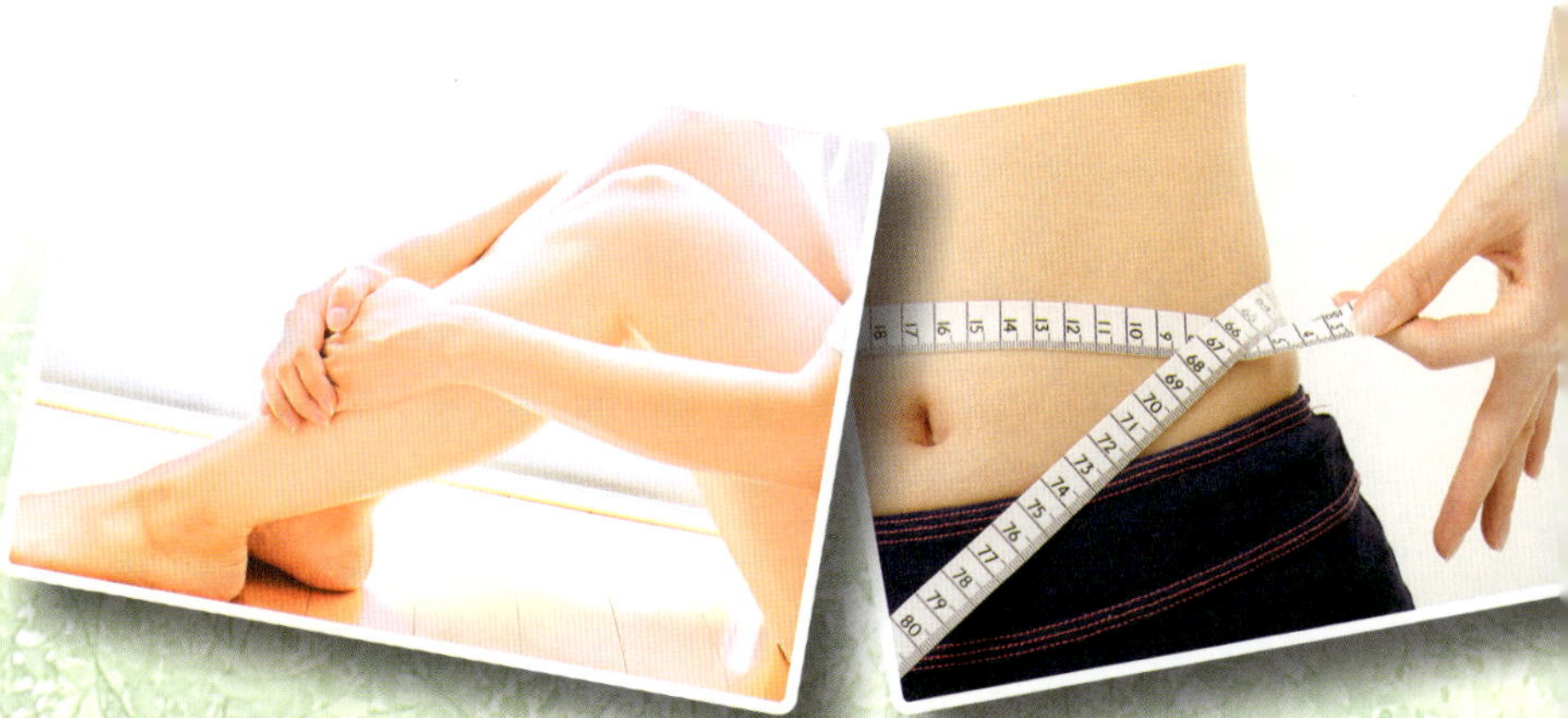

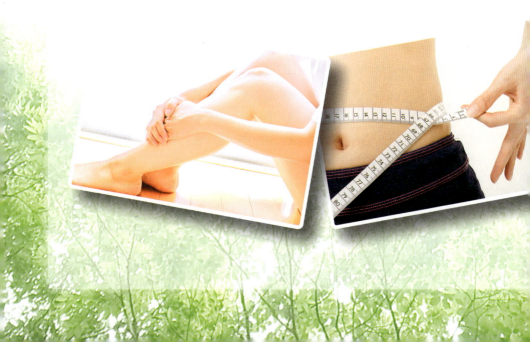

あなたにピッタリの「若返り食」がすぐ見つかる！

大切なのは、「**若さをつくる栄養素**」**が豊富な食材をきちんと選んで、食べる**こと――。

本書では、その食べ方のコツをわかりやすく紹介していきます。たとえば、

・1日5個のミニトマトで、肌がみるみる若返る

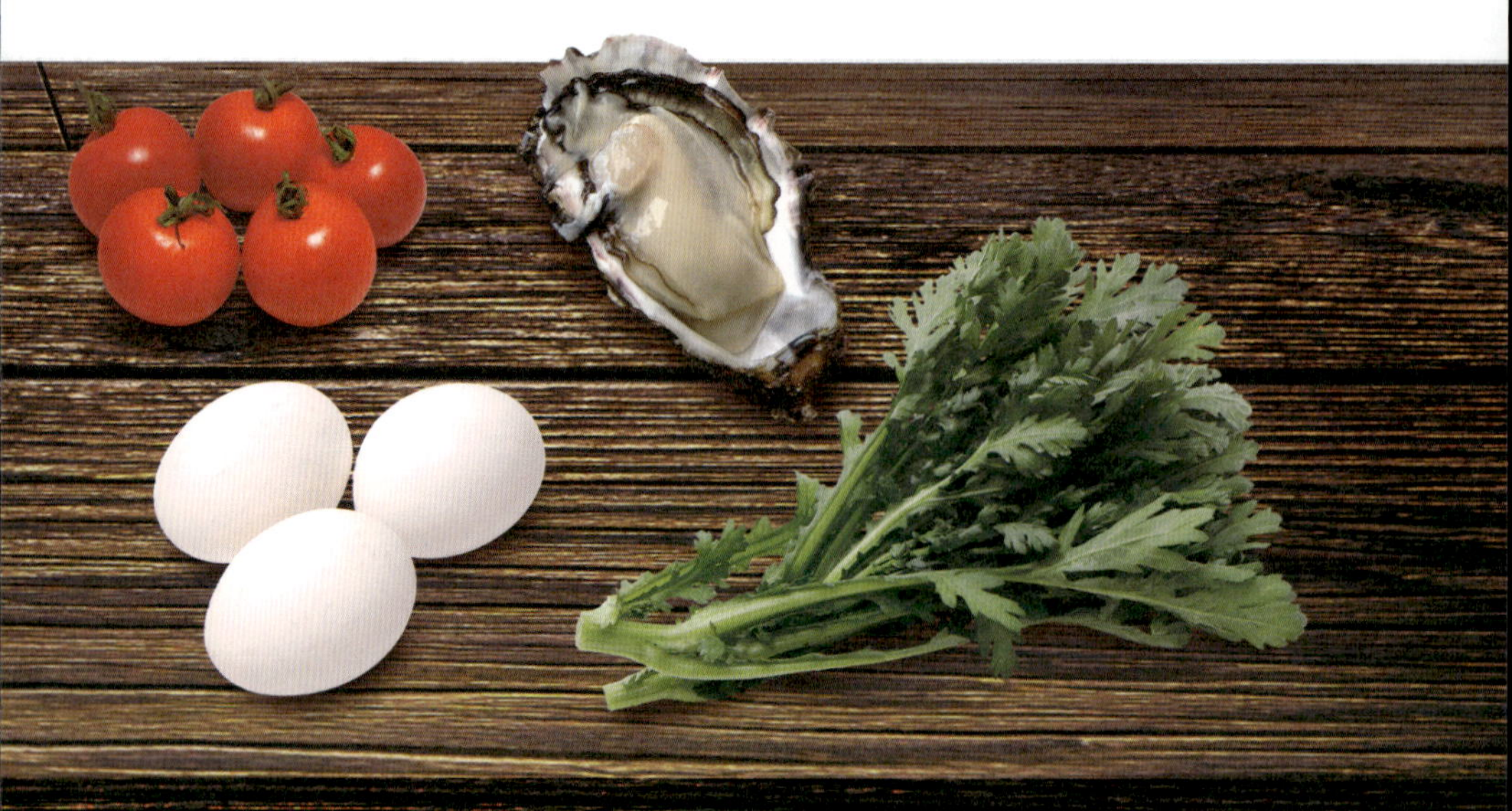

・アサリ＋トマトのスープは最強のシミ消しスープ
・かつおのたたきは、小顔をつくる理想の美顔食
・きのこは、食べれば食べるほど腹が凹む
・牡蠣の若返りパワーで、髪うるさら……。

このように、すぐに実践できて、すぐに効果が得られる食べ方を厳選。ほかにも、「若返りランチ」はシーフードスパゲティ、「若返りスイーツ」はアーモンドチョコ、「若返りお肉」は牛ロース……といった具合に、外食の際に知っておくと便利な「**若返り食**」もご提案していきます。

ぜひ、おいしく食べて、理想の自分を手に入れてください。

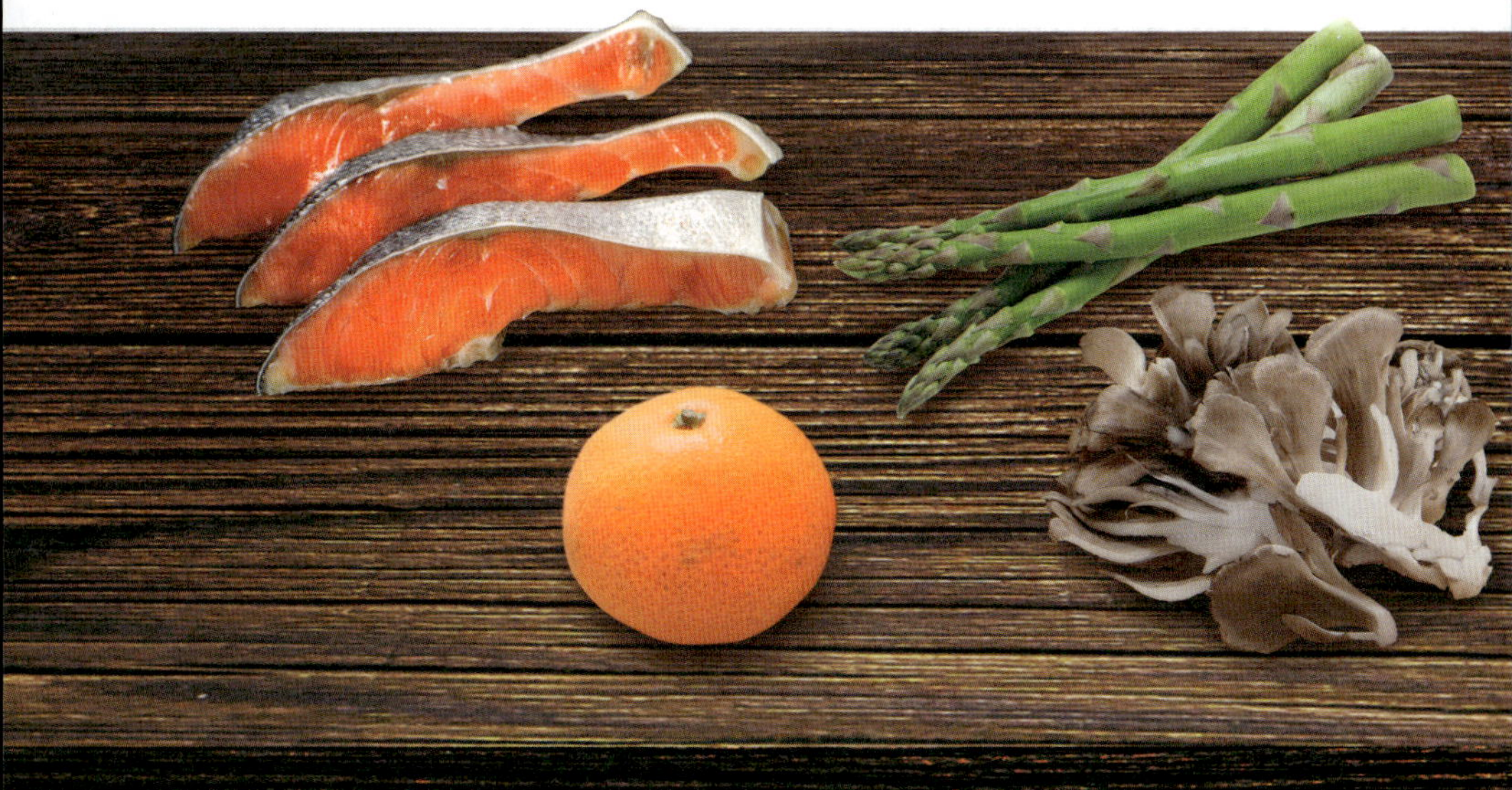

『図解　食べれば食べるほど若くなる法』　もくじ

1万人を救った！
管理栄養士が推奨する「きちんと食べて、若返る」法 …… 2
食べ物の効能は、何歳から始めても効果が出る！ …… 4
あなたにピッタリの「若返り食」がすぐ見つかる！ …… 6

1章 食べ方を変えるだけで「体」「肌」が若返る！

01 「1日1個の納豆」で、見た目が10歳若返る！ …… 12
02 「牛ロース」は、肌の若さとハリをつくる！ …… 14
03 卵には「若返りに必要なすべての栄養素」がそろっている …… 18
04 食べても太らない「スパゲティ」の食べ方 …… 20
05 「若返りランチ」第1位は、シーフードスパゲティ …… 22
06 「食べて飲んで、若くなる！」居酒屋メニュー …… 24
07 若返りスイーツ・ナンバー1は「アーモンドチョコ」 …… 26
08 鮭と春菊たっぷりの「若返り鍋」で、さらに若くなる！ …… 28
09 豆腐とほうれん草の「最強の味噌汁」で老化を防ぐ！ …… 32
10 週1回「おいしいレバー」で全身がうるおう！ …… 34

2章 食べれば食べるほど、なぜスリムになる!?

01 「きのこ」は、食べれば食べるほど「腹が凹む」 …… 38
02 お腹周りの脂肪は「ワカメスープ」できれいに落とす！ …… 40
03 牛ロースの焼肉で「背中美人」になる …… 42
04 ショウガオイルで「くびれ」を手に入れる！ …… 44
05 食べすぎ、飲みすぎは、「枝豆」で帳消しにできる …… 46
06 体と顔の「むくみ」には、きゅうりが効く！ …… 48

07 豚肉のタマネギ炒めで「更年期太り」を防ぐ …… 50
08 ビタミンB群が「若くて、太らない体」をつくる …… 54
09 「太らない食材・そば」は血圧を下げる力も抜群！ …… 56

3章 「シミ・シワ・たるみ」が消える 簡単！ 食事術

01 1日5個のミニトマトで、肌がみるみる若返る …… 60
02 「アサリ＋トマトのスープ」は最強の「シミ消しスープ」 …… 62
03 飲んでもシワができないお酒は「赤ワイン」 …… 64
04 気になる目尻の小ジワは「ナスの抗酸化力」で消す …… 66
05 ゴボウが好きな人は、腸も肌も若くてきれい …… 68
06 かぼちゃは、若返りのためのスーパー野菜！ …… 70
07 かぼちゃは「豚肉巻きで食べる」がベスト …… 72
08 「かつおのたたき」は、小顔をつくる「理想の美顔食」 …… 74
09 疲れた顔をシャキッとさせる「簡単！ アスパラ料理」 …… 76
10 顔のたるみをとるなら「牛肉ピーマン炒め」が速効！ …… 80

4章 おいしく食べて「肌と顔のトラブル」解消！

01 「キャベツ」は、世界一簡単な肌荒れの特効薬！ …… 84
02 「うるおい肌」には、絶対欠かせない脂質とは？ …… 86
03 週1回のコンニャクで「うるおい肌」をキープ …… 88
04 冬の乾燥肌には、「1日1個のみかん」が効く …… 90
05 「みかんジュースを飲む」だけで肌がうるおう …… 92
06 イヤな「大人ニキビ」は、イワシで防げる！ …… 94
07 目の下のクマも「セロリ」でスッキリ！ …… 96
08 「鶏むね肉とかぶの葉炒め」は抜群の疲労回復食！ …… 98
09 二日酔いの肌をリフレッシュさせる「サバの効能」 …… 100
10 「まぐろ＋アボカド」で顔のくすみがスッキリ消える …… 102
11 手の荒れも「高野豆腐の卵とじ」でなめらかに！ …… 104

12 毛穴をキュッと引き締める「魔法のお吸い物」 106

5章 髪・見た目――「若さ」がよみがえる食の習慣

01 育毛効果抜群の「ホタテ+小松菜」で薄毛ケア 110
02 「牡蠣」の若返りパワーで、髪うるさら! 112
03 白髪染めに頼らず、髪を黒くする「魔法の料理」 114
04 納豆とオクラの「ネバネバ成分」で髪ツヤツヤ! 116
05 髪のパサつきを抑え、しっとりさせる「野菜」とは? 118
06 口臭予防には「緑茶」が意外に効く 120
07 汗のニオイ対策は「もずく酢ショウガ」がおすすめ 122
08 気になる加齢臭は「ニンジンジュース」で防ぐ 124
09 冷え性を改善する「簡単! アサリ料理」 126

編集協力……小松事務所
写真提供……ピクスタ
本文DTP・カット……宇那木デザイン室

1章

食べ方を変えるだけで「体」「肌」が若返る！

01

「1日1個の納豆」で、見た目が10歳若返る！

いつまでも若々しくいたい――それなら**毎日、納豆を食べる**ことです。これだけで、あなたの見た目年齢は、10歳若返るはずです。

納豆には、「**見た目の若返り**」と「**長寿**」に効果がある成分「ポリアミン」が豊富に含まれています。

ポリアミンを含む食品は、納豆以外にもあるのですが、ヒトの血中ポリアミン濃度が高くなるのは、納豆だけ。

また納豆には、**脂肪の燃焼を促すビタミンB_2**が豊富。ビタミンB_2を多く含む食品はほかにもレバー類やウナギの蒲焼き、ぶり、牛乳、ヨーグルトなどがあります。ただ、これらの食品には脂肪やコレステロールも含まれているため、食べる量に注意が必要です。

その点、納豆は植物性食品のため、脂肪やコレステロールを気にすることなく食べることができるのです。

納豆を**食べるタイミングは、夕食がベスト**。夕食でビタミンB_2を多く取り入れることで、その日の食事で食べた脂肪を分解させることができます。つまり、やせやすい体に若返るのです。

まずは、8週間を目標に続けてみてください。すばらしい「若返り効果」を実感できると思います。

納豆を食べる人ほど「若く」見える！

納豆の若返り効果

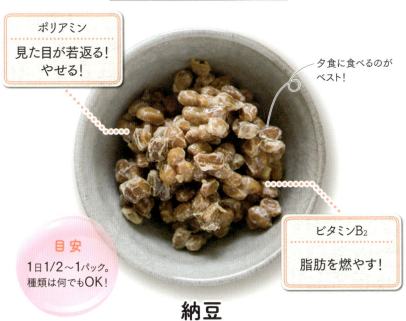

ポリアミン
見た目が若返る！
やせる！

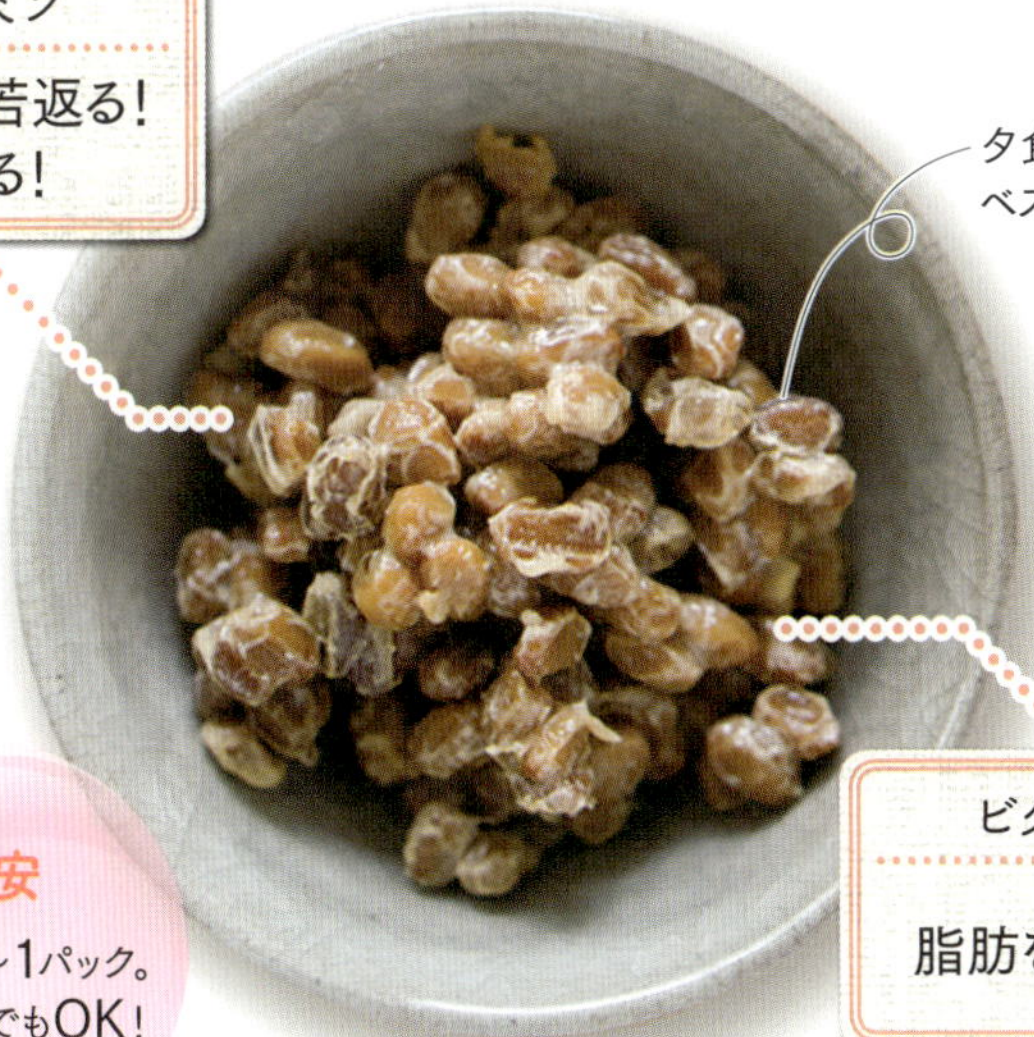

夕食に食べるのがベスト！

ビタミンB_2
脂肪を燃やす！

目安
1日1/2～1パック。
種類は何でもOK！

納豆

おすすめの食べ合わせ！

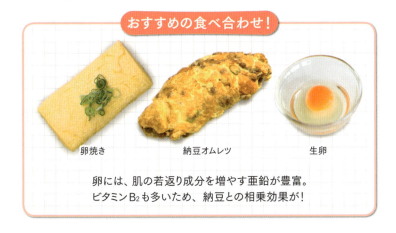

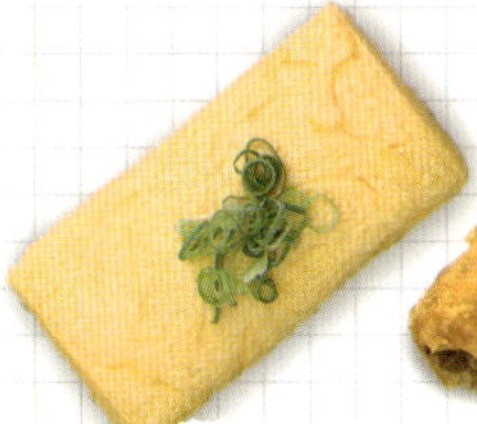
卵焼き

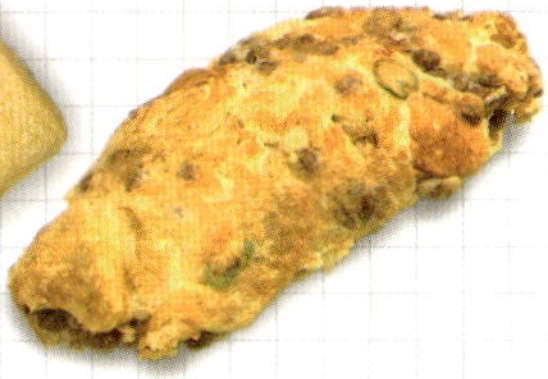
納豆オムレツ

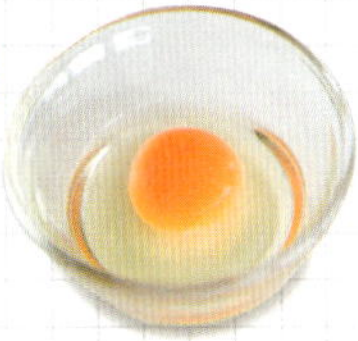
生卵

卵には、肌の若返り成分を増やす亜鉛が豊富。
ビタミンB_2も多いため、納豆との相乗効果が！

02

「牛ロース」は、肌の若さとハリをつくる！

牛肉を食べれば食べるほど若くなる——本当です。

これだけで、あなたの肌は若さとハリが出てきます。

「若い人」と「老けている人」の差は、**40歳から牛肉をしっかり食べているかどうか**で決まってしまう。

それくらい、牛肉は重要な食材なのです。

いったい、牛肉の何がそれほど若返りに効果的なのでしょうか？

それは、動物性タンパク質に含まれるアミノ酸が豊富だからです。**若くてハリのある肌は、アミノ酸でつくられる**のです。

なかでも牛肉がおすすめなわけは、私たちに不足しがちな鉄と亜鉛が豊富だから。鉄と亜鉛は、不足すると肌の若さに必要なうるおい成分がつくれなくなるのです。

特に、牛肉には、吸収効率のよいヘム鉄が多く含まれています。

もちろん、牛肉には肌のツヤをつくる脂肪も含まれています。脂肪を毛嫌いする人は多いですが、若返りには重要な栄養素です。

脂肪の中にはコレステロールがあります。意外なことに、**コレステロールは肌のうるおいを守る**役目を果たす

若返りのお肉「牛ロース」を食べよう！

牛肉の若返り効果

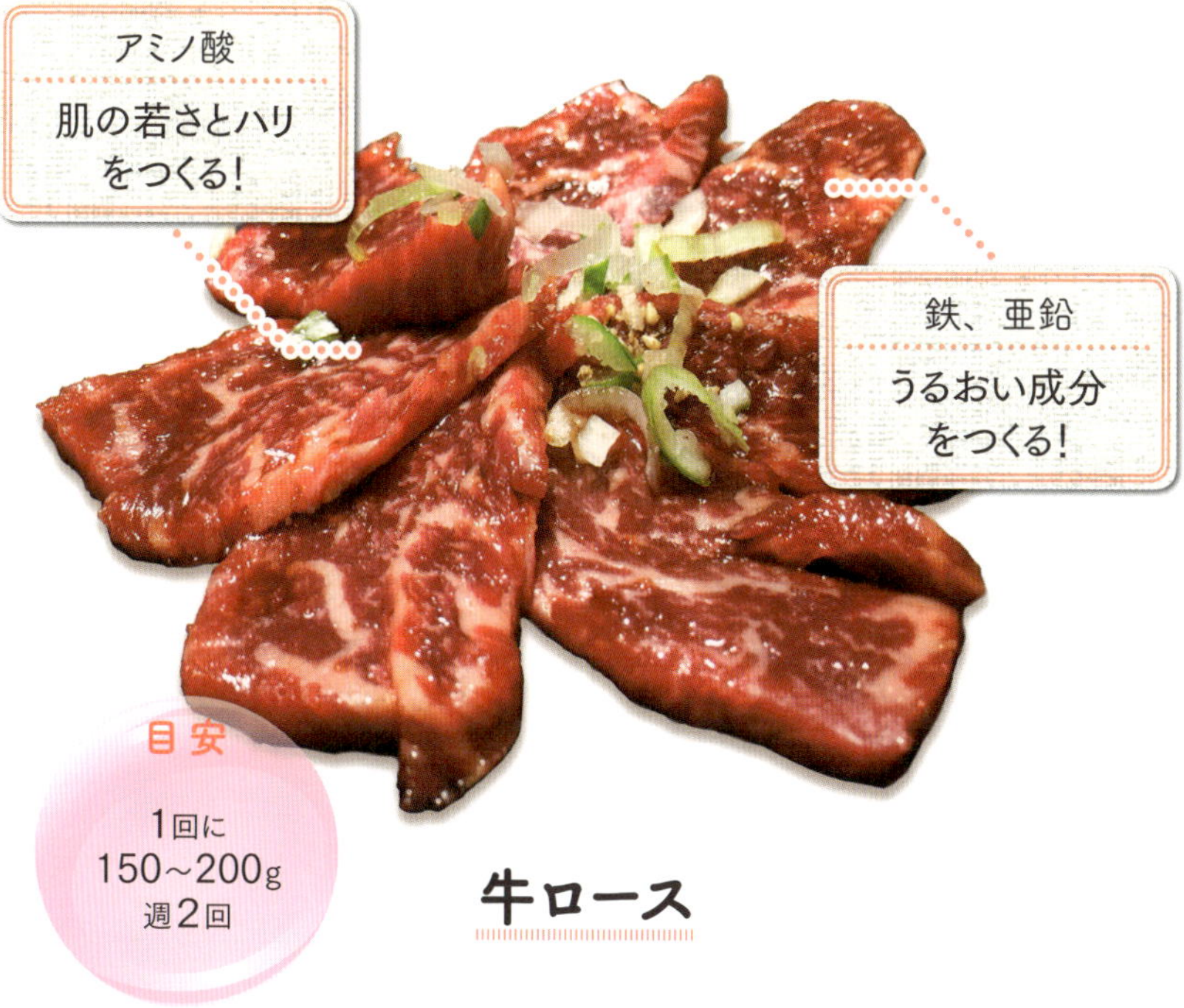
アミノ酸
肌の若さとハリをつくる！
鉄、亜鉛
うるおい成分をつくる！
目安
1回に
150～200g
週2回
牛ロース

おすすめの食べ方

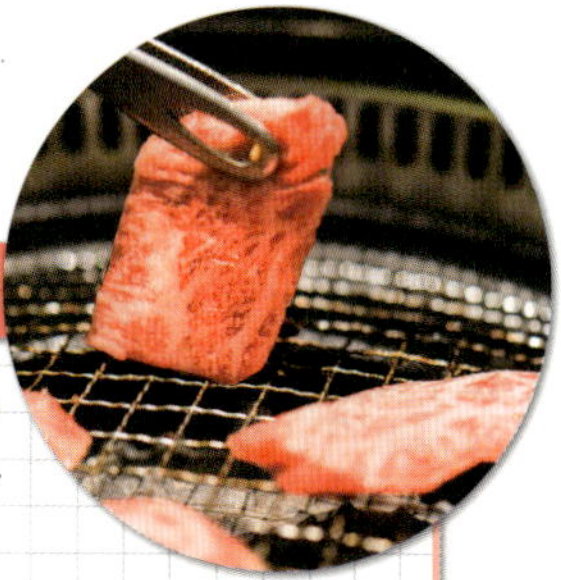

- シンプルな味つけがベスト！　塩かしょうゆ味がおすすめ。カルビ、焼肉のタレは余計なカロリーの原因になるため、NG。
- 脂身は、食べるときに残すと、余分な脂肪がカットでき、おいしく食べられる（焼く前に切り落としてしまうと、うま味が逃げてしまう）。

のです。

◆体がドンドン若くなる「牛肉」の選び方

牛肉を食べる量は、1回に150～200グラム、週に2回が目安です。

ただし、**絶対に「ロース」を選ぶ**ことです。ロースなら必要なアミノ酸、鉄、亜鉛を確保しつつ、余分な脂肪やコレステロールをとらずにすみます。

焼き肉店などで食べる場合は、カルビをやめて必ずロース、2皿ぐらいは食べましょう（1皿80～100グラム）。焼肉のタレ類は余計なカロリーの原因になるので、食べ方は、シンプルに塩味がおすすめです。

ほかにおすすめのメニューは「しゃぶしゃぶ」。鍋でもサラダにしても構いません。鍋のタレはポン酢、サラダならドレッシングを選びましょう。

牛肉を選ぶ際のコツは、「輸入牛」や「交雑種」など**価格が安めのものを選ぶ**こと。「和牛」や「上」「特選」などの高級な牛肉は、脂肪とコレステロールが多すぎるからです。

部位は、**肩ロース、リブロース**を選びましょう。焼肉用にスライスしてあるものや、しゃぶしゃぶ用などの薄切り肉で十分です。ステーキ用の肉はサーロインが多いので必ずロースであるか確認しましょう。

牛肉を食べるのは夕食がおすすめ。本来、夕食は軽めにするのが理想的ですが、せっかくお肉を食べるのですから楽しみましょう。**1週間で合計400グラム**（4、5皿）におさまるぐらいなら問題はありません。

牛肉の若返り効果は、食べ続ければ何歳になってもずっと続きます。これからは牛肉を多めにとるようにしてみてください。

「若返り力」がアップする牛肉メニュー

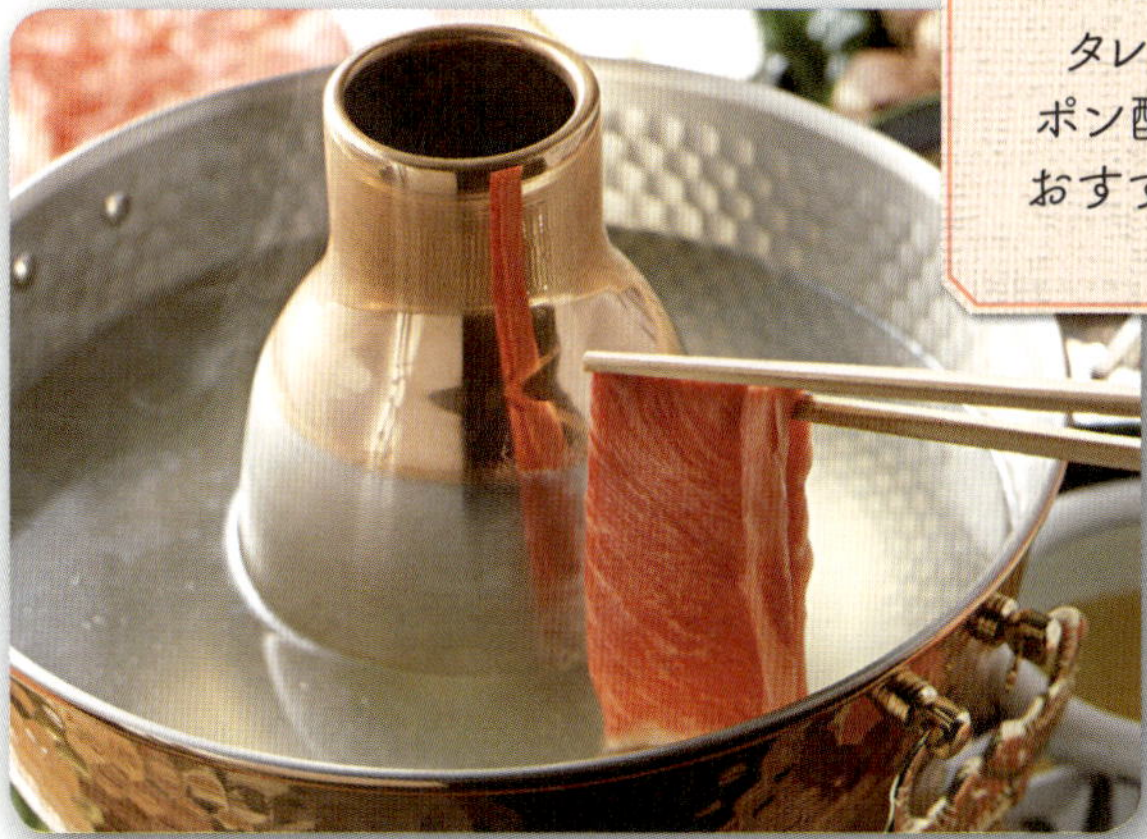

タレは
ポン酢が
おすすめ!

しゃぶしゃぶ鍋

牛肉の選び方
輸入牛、交雑種など
「価格が安め」のものを選ぼう!

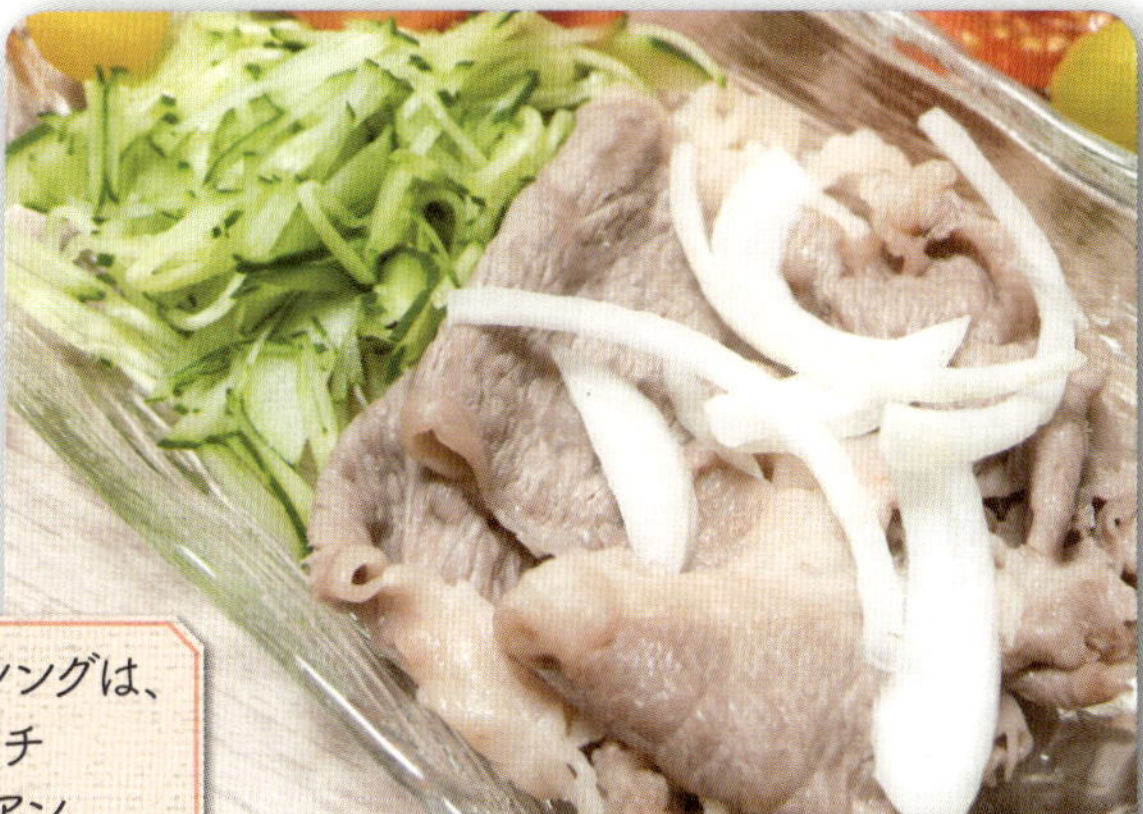

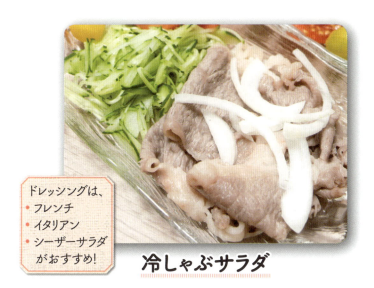

ドレッシングは、
- フレンチ
- イタリアン
- シーザーサラダ

がおすすめ!

冷しゃぶサラダ

03

卵には「若返りに必要なすべての栄養素」がそろっている

実年齢を若く見せる秘訣――それは、**1日約1個、卵を食べる**こと。衰えてきた肌が一気に若返ります。

30歳をすぎると、肌が乾燥したり、シワ、たるみができたり、何かと肌トラブルが起こりやすくなります。

また、基礎代謝と新陳代謝の両方が低下するため、20代と比べると、格段に太りやすくなります。

なぜ、卵が肌の衰えや体の若返りに有効なのでしょうか？　理由は、主に2つあります。

1つは、良質なタンパク質と、吸収効率のよいヘム鉄、亜鉛が豊富なこと。これらは、**肌のハリとうるおい成分の合成**に欠かせません。

卵はコレステロールの多い食材ですが、肌のうるおいをキープするうえで、コレステロールが重要な役割を果たすのです。

もう1つは、ビタミンB群が多いこと。新陳代謝が活発になり、ダイエット効果が高まります。

じつは、これら**若返りに必須の栄養素すべてがそろっている**のは、世界中の食材を探しても卵だけなのです。

食べる量は、**1週間に6個ぐらいが若返りに最適。**

食べるタイミングは、夕食がおすすめです。

なぜ「卵はパーフェクト食材」なの？

卵の若返り効果

タンパク質、ヘム鉄、亜鉛
肌のハリと
うるおいをつくる！

目安
1週間に
6個

ビタミンB群
新陳代謝アップ！
やせる！

卵

食べるなら、どっち？

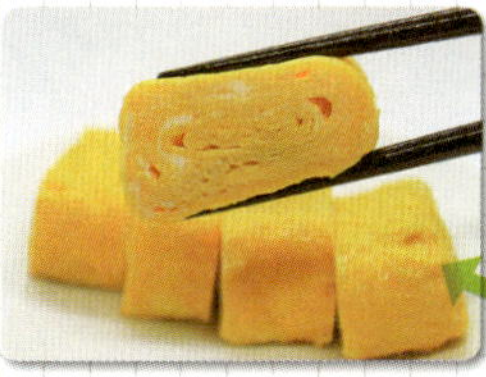
卵焼き

おすすめ！

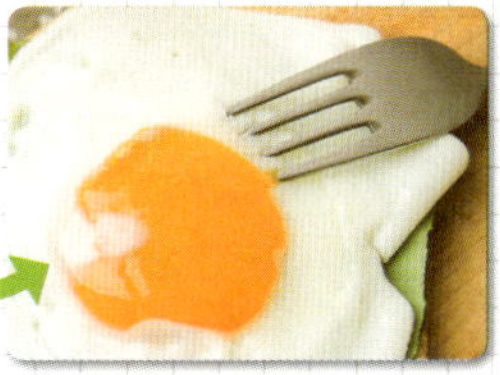
目玉焼き

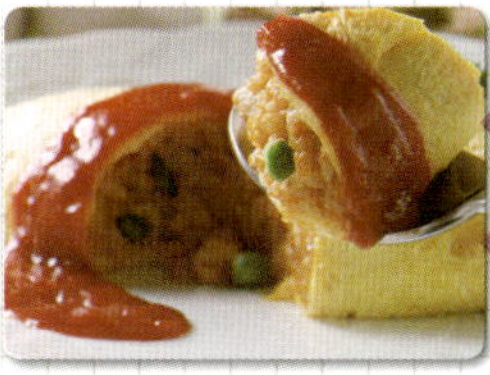
オムライス

NG

シンプルな料理がベスト！
オムライスは、ケチャップやご飯など余分なカロリーをとってしまう。

04 食べても太らない「スパゲティ」の食べ方

糖質制限ダイエットの影響からか、「スパゲティを食べると太る」と思っている人が多い印象を受けます。

結論から言うと、**スパゲティを食べても太りません**。

なぜなら、スパゲティには**食物繊維が豊富**だからです。

食物繊維には、水に溶けない不溶性食物繊維と、水に溶ける水溶性食物繊維があります。スパゲティは、**不溶性と水溶性の両方を豊富に含んでいる**のです。

不溶性食物繊維は、腸の動きをよくして便通を促します。**ポッコリ出た下腹をスッキリさせてくれる**のです。

しかも、腸内の有用菌を増やして腸内環境を改善します。腸内環境がよくなれば、ダイエット効果を持つビタミン類が腸内で合成されやすくなります。

水溶性食物繊維は、余分なコレステロールを外に出します。動脈硬化の予防に効果があるとともに、血糖値の上昇をゆるやかにするため、糖尿病予防にも役立ちます。

スパゲティの若返り効果をさらにアップさせるコツは、**野菜サラダとドリンクを追加する**こと。

ドリンクは無糖のものを選びましょう。たっぷり水分をとることで胃が膨らみ、満腹感が生まれます。また、食欲を増進するホルモンの分泌が抑えられるのです。

スパゲティは「太りにくい糖質」！

スパゲティの若返り効果

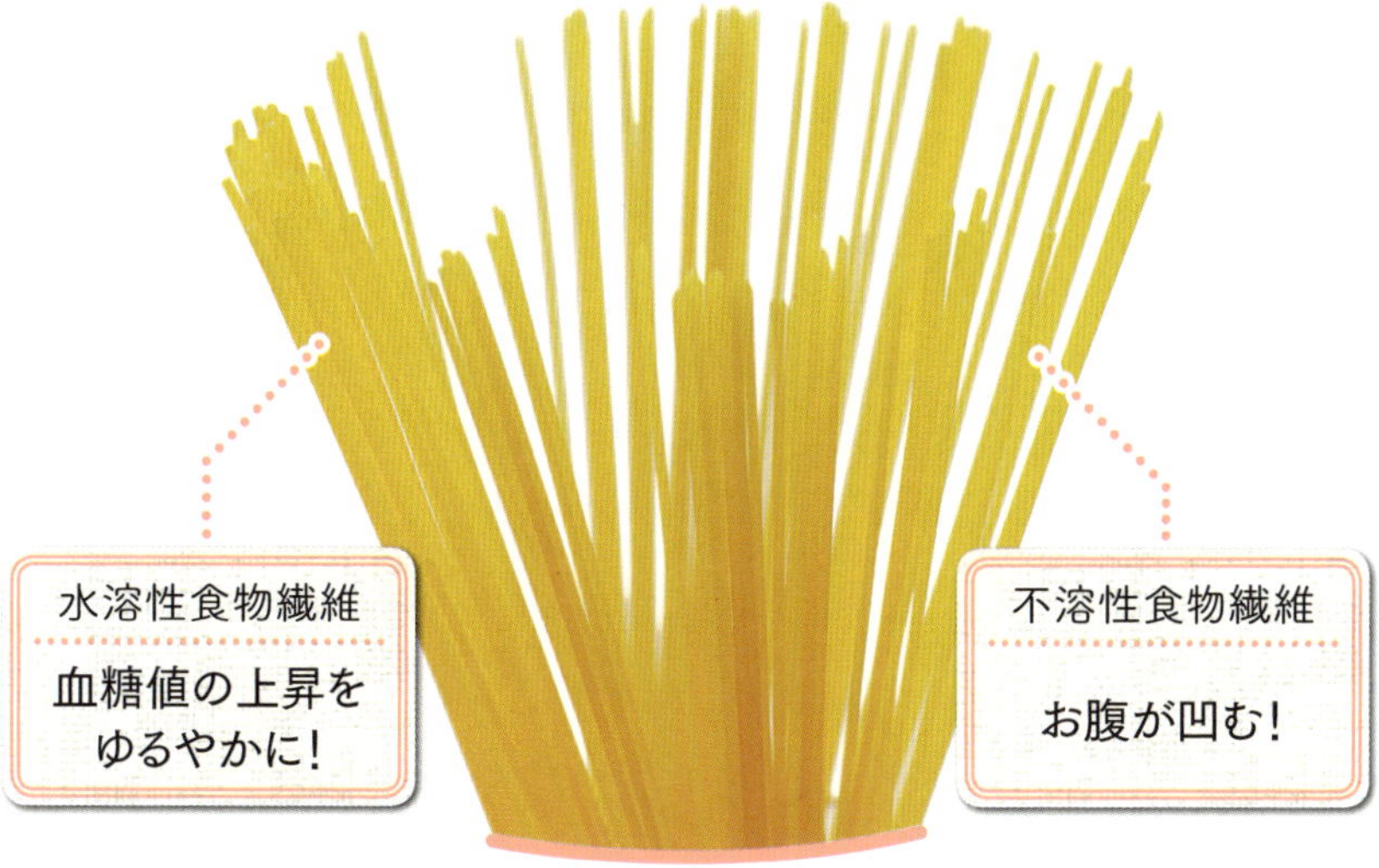
水溶性食物繊維
血糖値の上昇を
ゆるやかに！
不溶性食物繊維
お腹が凹む！
スパゲティ

おすすめの食べ合わせ

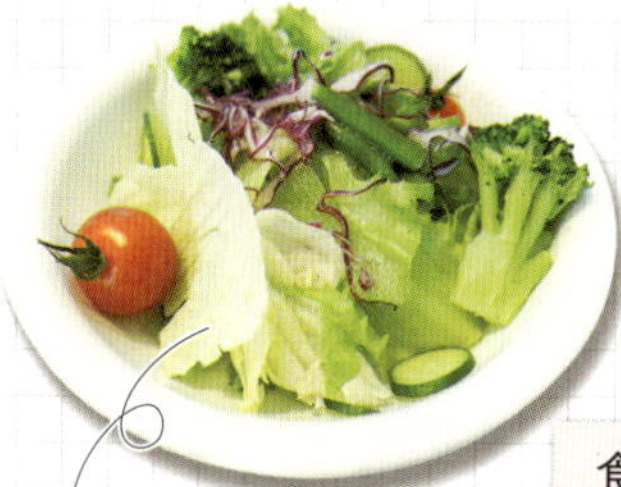

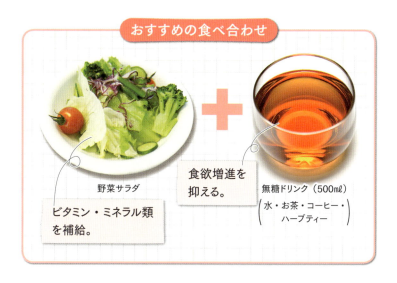

野菜サラダ

ビタミン・ミネラル類
を補給。

＋

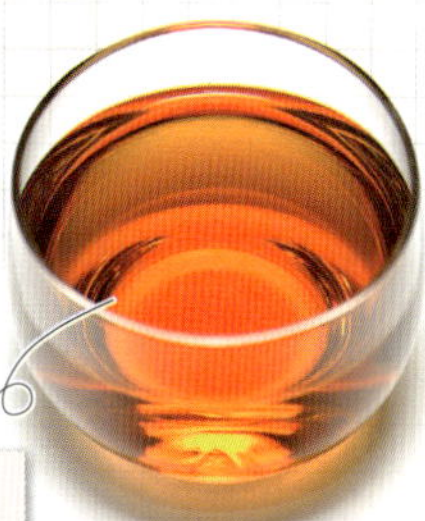

食欲増進を
抑える。

無糖ドリンク（500㎖）
（水・お茶・コーヒー・
ハーブティー）

05

「若返りランチ」第1位は、シーフードスパゲティ

スパゲティは、「若返り」と「ダイエット」効果に優れた栄養成分が豊富な食材。

ただ、この2つの効果をしっかり得るためには、ちょっとしたコツがあります。

それは、「**パスタソースの選び方**」です。じつは、それこそが、若返るかどうかの分かれ道なのです。

おすすめ第1位は、シーフードスパゲティ。シーフードは低脂肪のタンパク質源で、体の代謝を上げて体を若くしてくれます。一番よいのはエビやイカ、貝類などが入った具だくさんのもの。

ただ、コーヒーショップのランチやコンビニ商品、ファミリーレストランのメニューではなかなか難しいですね。その場合は、「エビだけ入っている」というものでも構いません。

第2位は、きのこスパゲティ。きのこは低カロリーなうえに食物繊維が豊富。ダイエット効果がバッチリです。

第3位は、ボンゴレスパゲティ。アサリは殻つきでなくて構いません。アサリは低脂肪のタンパク質と若返りに欠かせない亜鉛と鉄が豊富です。

ランチでは、この3つのどれかを食べましょう。

「若返りパスタ」ベスト3を発表！

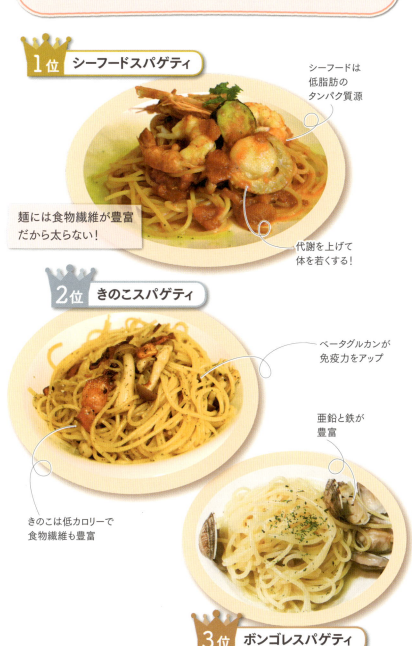

1位 シーフードスパゲティ

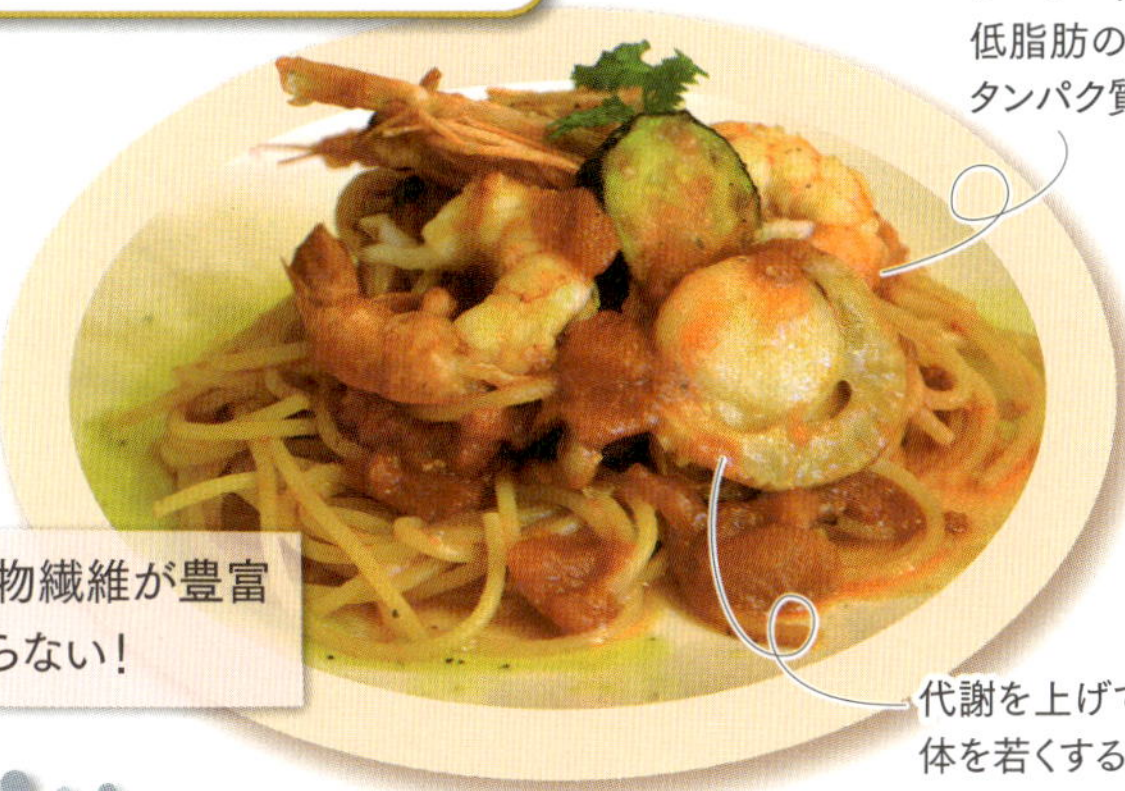

シーフードは
低脂肪の
タンパク質源

麺には食物繊維が豊富
だから太らない！

代謝を上げて
体を若くする！

2位 きのこスパゲティ

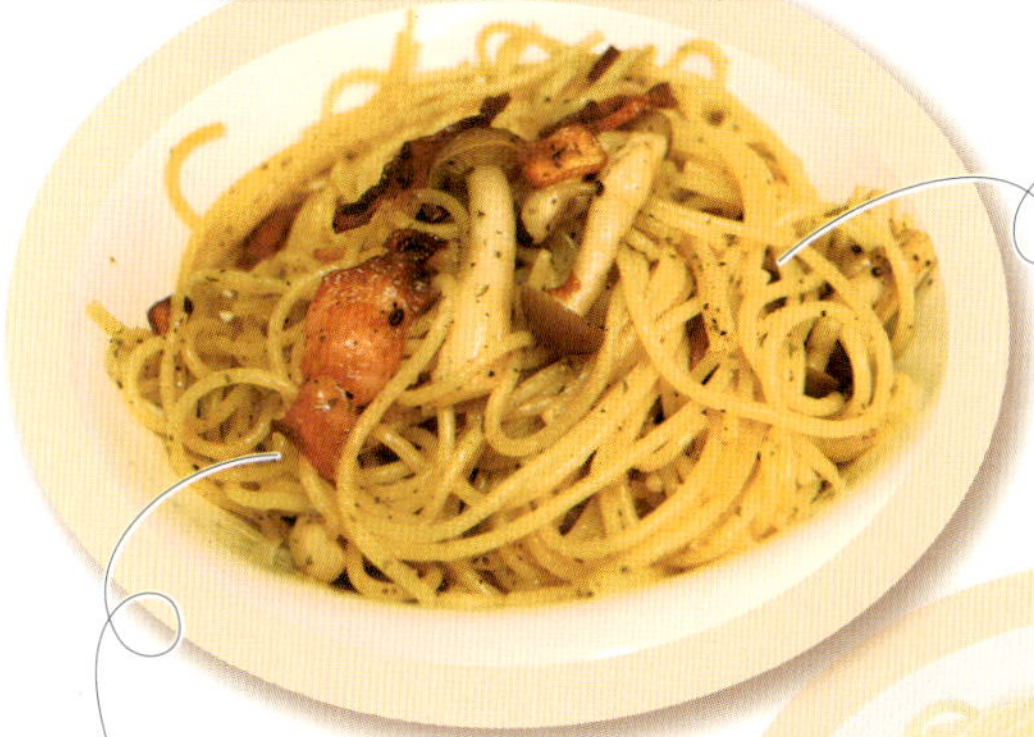

ベータグルカンが
免疫力をアップ

きのこは低カロリーで
食物繊維も豊富

亜鉛と鉄が
豊富

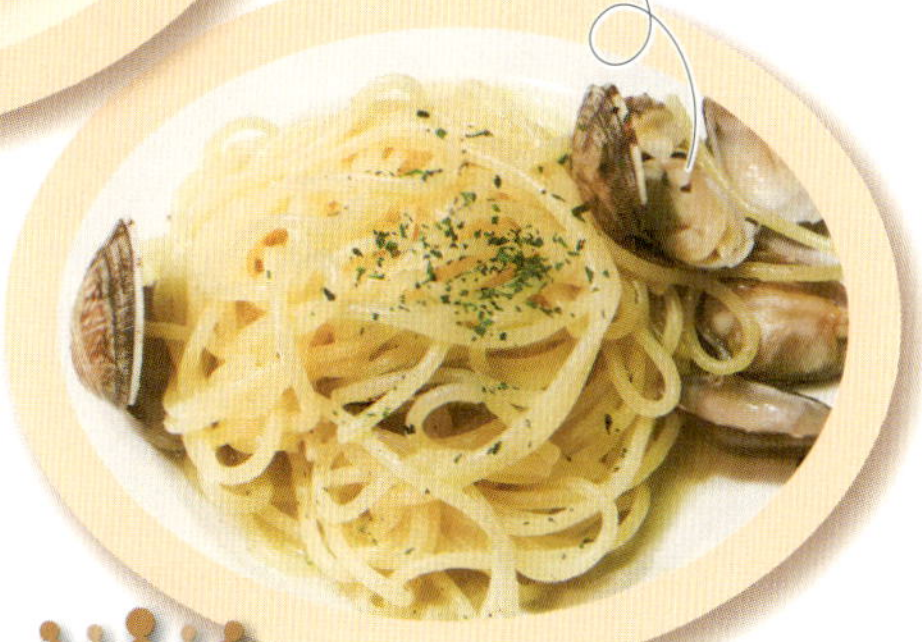

3位 ボンゴレスパゲティ

06 「食べて飲んで、若くなる！」居酒屋メニュー

居酒屋で絶対に食べたい若返りメニュー――それは「ホッケ焼き」です。

なぜなら、**ダイエットと若返り効果のあるビタミンを併せ持つ**からです。

ホッケは、食後のカロリーを燃やすタンパク質が豊富なため、ダイエット効果が抜群。さらに、アルコールを分解する肝臓はタンパク質を必要とするため、ホッケ焼きは飲み会にはぴったりのメニューなのです。

しかも、脂肪を分解させるビタミンB_2も豊富。**ほかのおつまみで摂取した脂肪を燃焼する**効果があります。

さらに、ホッケ焼きは「開き」で一尾まるごと出てくるため、骨から身をほぐして食べなければなりません。ここがポイントなのです。

食べるまでに手間がかかると、食事にかかる時間も長くなります。すると、脳の満腹中枢が刺激されるため、おつまみが少なくても満足できるようになるのです。

40歳をすぎたら、**意識的に魚を食べる量を増やす**といいと思います。魚には中性脂肪を減らし、血圧を下げる効果があります。その意味からも、ホッケ焼きは居酒屋で気軽に食べることができるおすすめの一品です。

居酒屋でイチオシは「ホッケ焼き」！

ホッケの若返り効果

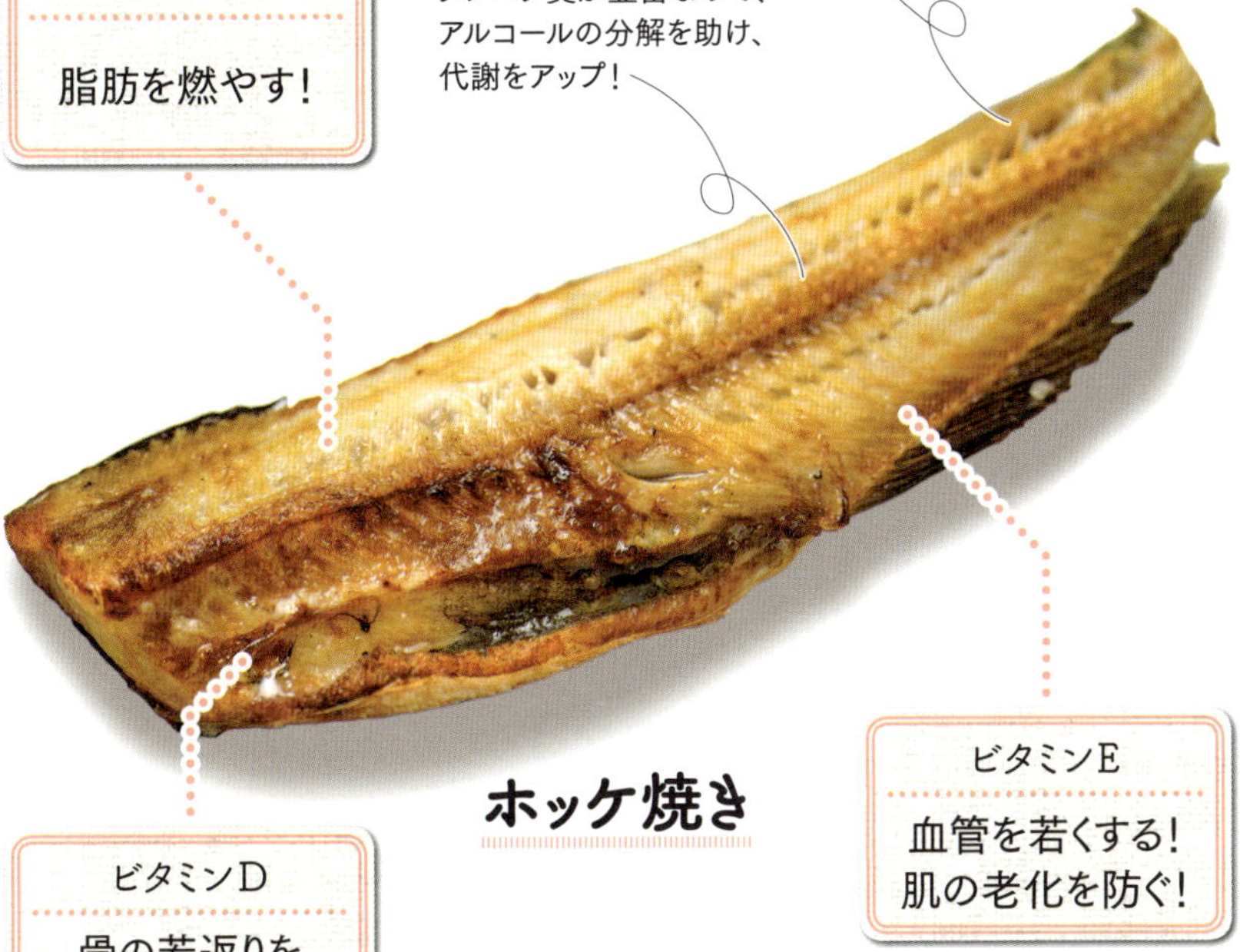
ビタミンB_2
脂肪を燃やす！
タンパク質が豊富なので、
アルコールの分解を助け、
代謝をアップ！
「開き」になると、
カルシウムが増える！
ビタミンD
骨の若返りを
サポート！
ビタミンE
血管を若くする！
肌の老化を防ぐ！

ホッケ焼き

おすすめメニュー

- カツオのたたき、アジやイワシの刺身の盛り合わせにも、若返り成分が豊富なので、おすすめ！

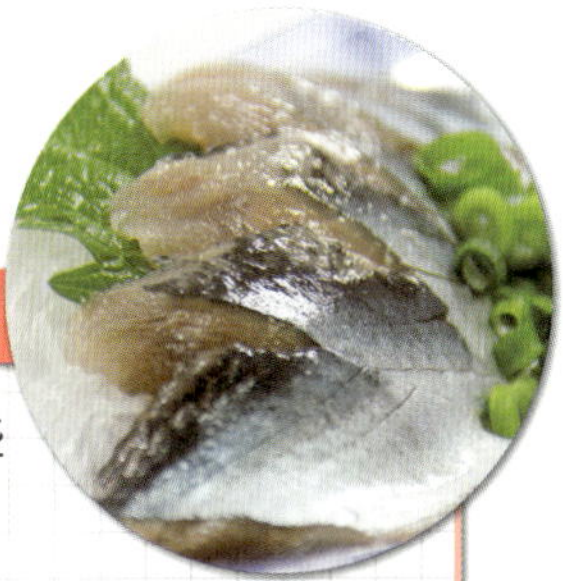

刺身の盛り合わせ

07 若返りスイーツ・ナンバー1は「アーモンドチョコ」

食べれば食べるほど若返るお菓子——それが「アーモンドチョコ」です。

アーモンドには、糖質や脂肪を燃やして分解するビタミンB_2や、イライラを解消する効果があるマグネシウムが豊富。

チョコレートは太る代名詞のように考えられていますが、それはあくまで「食べすぎた場合」。

チョコレートの甘い味は、**脳に幸福感を与える**「**心がホッとする味**」。それに、自律神経を調節してリラックスさせるテオブロミンという成分が含まれています。

口の中にチョコレートの甘い味と香りが広がると、脳がリラックスします。すると、むやみにスイーツが食べたいという**ムダな食欲が抑えられる**のです。

コツは、**アーモンド1粒がそのまま入っているものを選ぶ**こと。アーモンドを砕いてあるタイプでは、アーモンドのダイエット効果が薄れてしまいます。また、チョコレートの食べすぎを招いてしまいます。

もう1つ、選ぶ際のコツがあります、それは、**廉価品を選ぶ**こと。アーモンドがしっかり入っていて、チョコレートの分量が少なめなため、おすすめです。

「アーモンドチョコ」はこんなにすごい！

アーモンドチョコの若返り効果

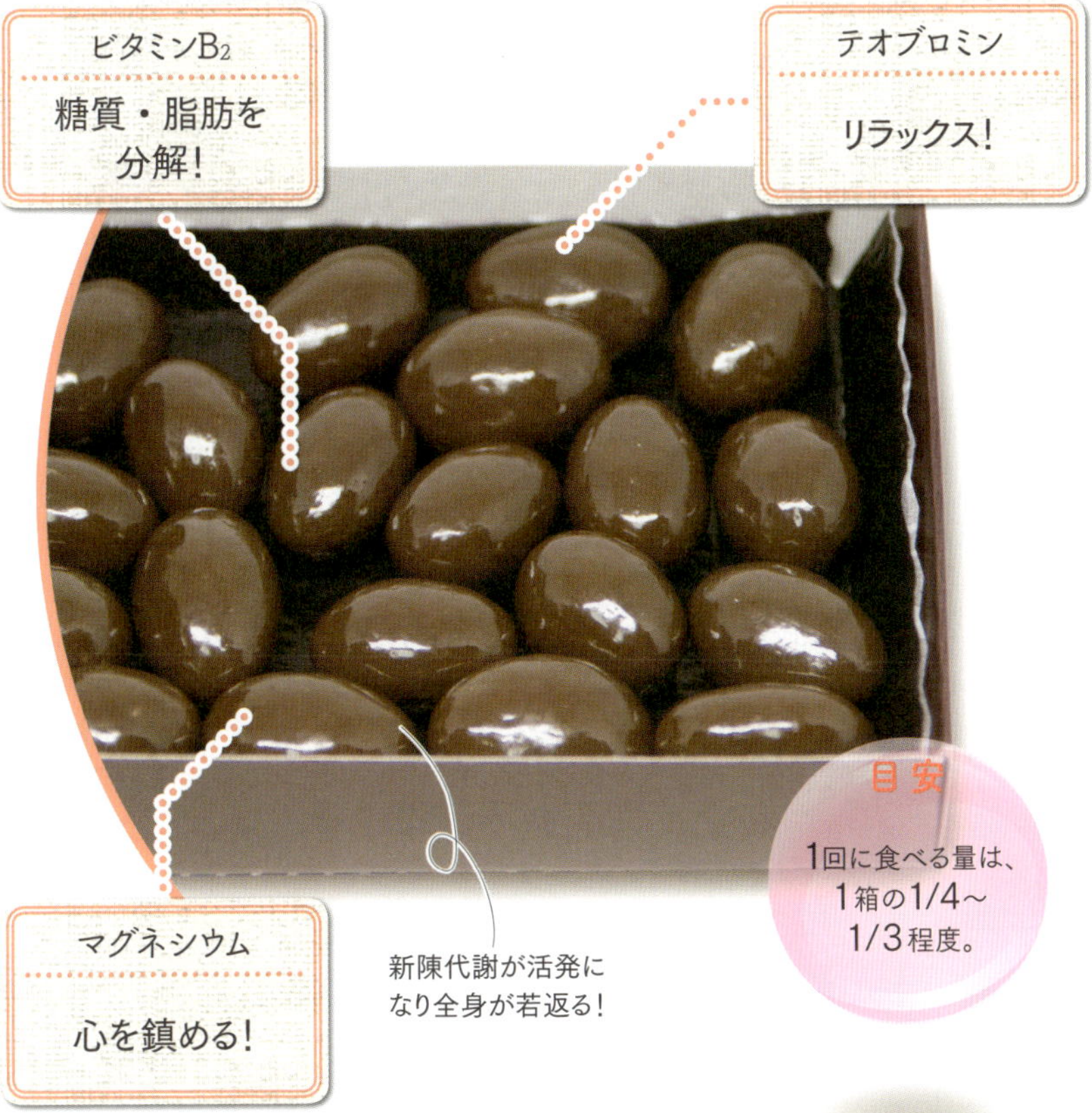
ビタミンB_2
糖質・脂肪を分解！
テオブロミン
リラックス！
マグネシウム
心を鎮める！
新陳代謝が活発になり全身が若返る！
目安
1回に食べる量は、1箱の1/4〜1/3程度。

おすすめの商品

- 「明治ALMOND Cacao 70%」がおすすめ！
- ほかの商品に比べて約100kcal低い。
- 食物繊維が7.9g、カカオポリフェノールが1050mg入っている。

08 鮭と春菊たっぷりの「若返り鍋」で、さらに若くなる！

世の中には、何歳になっても若い人と、年々老け込んでいく人がいます。

いったい、その差はどうやって生まれるのでしょう？ 何歳になっても若い人は、老化を促す活性酸素に対抗する「抗酸化力」が高いという共通点があります。

なぜ、抗酸化力が高いかといえば、日常的に**抗酸化力の高い食事をとる**ことで、老化にブレーキをかけて、ドンドン若返っているからです。

老化の原因の1つに、**紫外線を浴びることによって生じる活性酸素**の影響があります。シワやシミができるのも活性酸素による弊害です。

冬は若返りに絶好のシーズン――なぜなら、冬は、年間を通じて紫外線が少ない季節であり、**抗酸化力抜群の「石狩鍋」**が食べられるからです。体にたまった活性酸素を減らす絶好のチャンスなのです。

石狩鍋とは、一言でいえば「鮭と野菜の味噌鍋」です。若返りの栄養素がたっぷり入った石狩鍋をおいしく食べて、**ぽかぽかに温まって、しかも若返る**――。考えただけで、なんだか、楽しくなりますよね。

しかも、石狩鍋には野菜ときのこ類がたっぷり入って

若返り鍋は「石狩鍋」で決まり！

「若返り鍋」3つの極意

1　抗酸化力の高い食材の重ね食べをする。
例 鮭＋春菊

2　鉄が豊富な食材で、活性酸素を消す。

3　豆腐や野菜、きのこ類など、低カロリー食材を入れる。

ポイント
仕上げにバターを大さじ1杯入れると、若返り成分の吸収率がアップ！

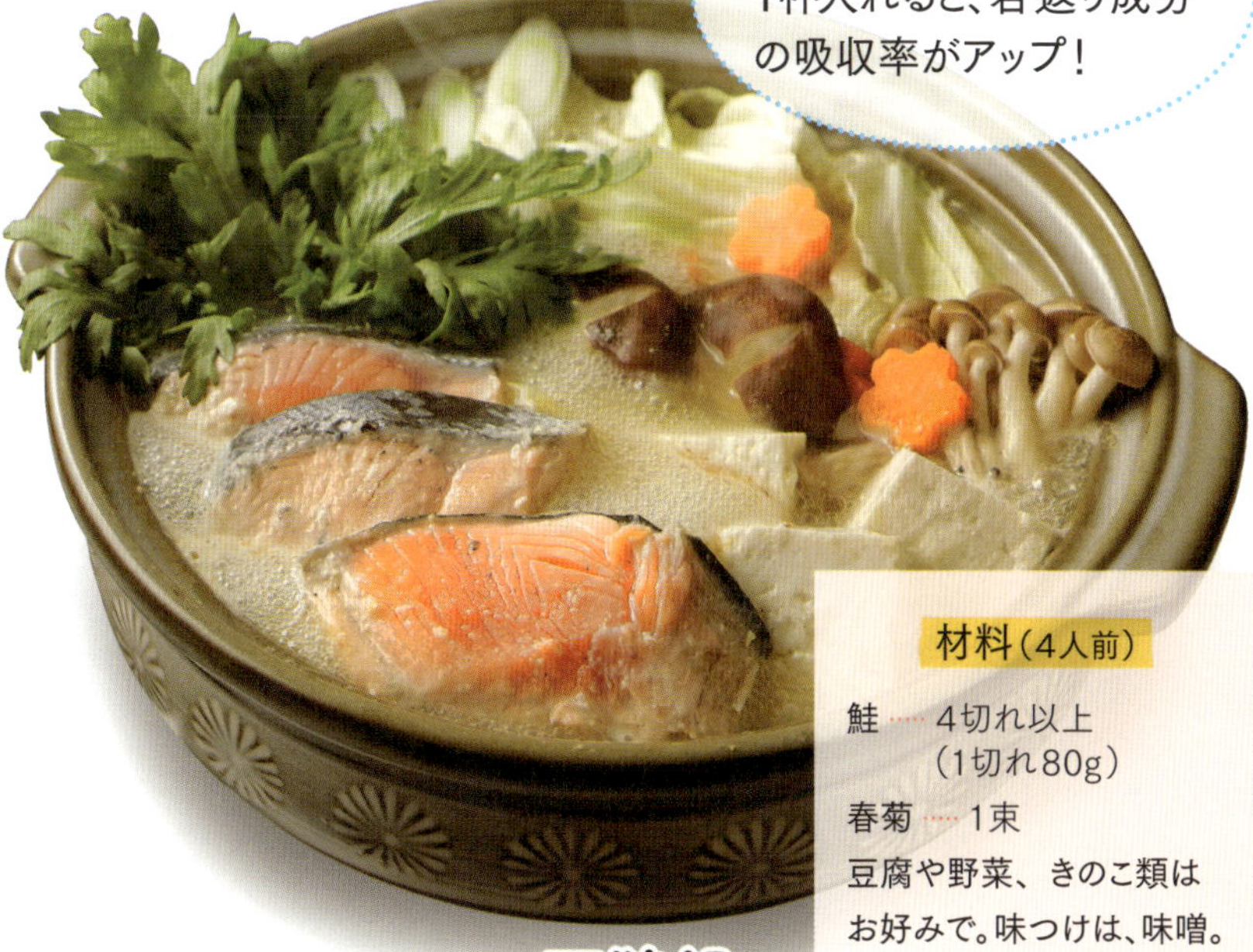

材料（4人前）
鮭……4切れ以上（1切れ80g）
春菊……1束
豆腐や野菜、きのこ類はお好みで。味つけは、味噌。

石狩鍋

いますので、ダイエット効果も満点です。

◆「鮭と春菊をたっぷり入れる」のが、若返りのコツ

石狩鍋に入れる具の中でも、鮭は抗酸化力が抜群の食材です。

その秘密は、鮭に特有の「アスタキサンチン」という赤い色素にあります。

アスタキサンチンはベータカロテンなどカロテノイドの一種です。カロテノイドはもともと優れた抗酸化力を持つ成分。そのカロテノイドの中で、最も抗酸化力が高いのがアスタキサンチンです。

食材選びのコツは、**身の赤い鮭を選ぶ**こと。赤色が濃いものほどアスタキサンチンが豊富だからです。

石狩鍋のもう1つの主役・**春菊は、抗酸化物質であるベータカロテンの含有量がトップクラス**。しかも、活性酸素を消す酵素の材料となる鉄も豊富。これで、**シワやシミを撃退**するのです。

鍋に一緒に入れる豆腐や味噌に豊富な大豆サポニンは、**老化を促す過酸化脂質を排除**してくれます。

鍋に入れる野菜は、長ネギ、大根、ニンジン、しいたけなど、好みの野菜・きのこ類を追加してください。

野菜・きのこ類は、加熱するとカサが減るため、たっぷり食べることができます。

野菜・きのこ類をたっぷり食べることで、若返りに欠かせないビタミン・ミネラル類、食物繊維などをしっかり取り込めるのです。

若返りの効果を高めるコツは、**鮭と春菊をたっぷり入れる**こと。4人前で鮭は4切れ（1切れ80グラム）以上、春菊は1束入れます。石狩鍋は野菜や豆腐、きのこ類を入れて味噌味で仕上げます。

「鮭」と「春菊」は最強の組み合わせ

鮭の若返り効果

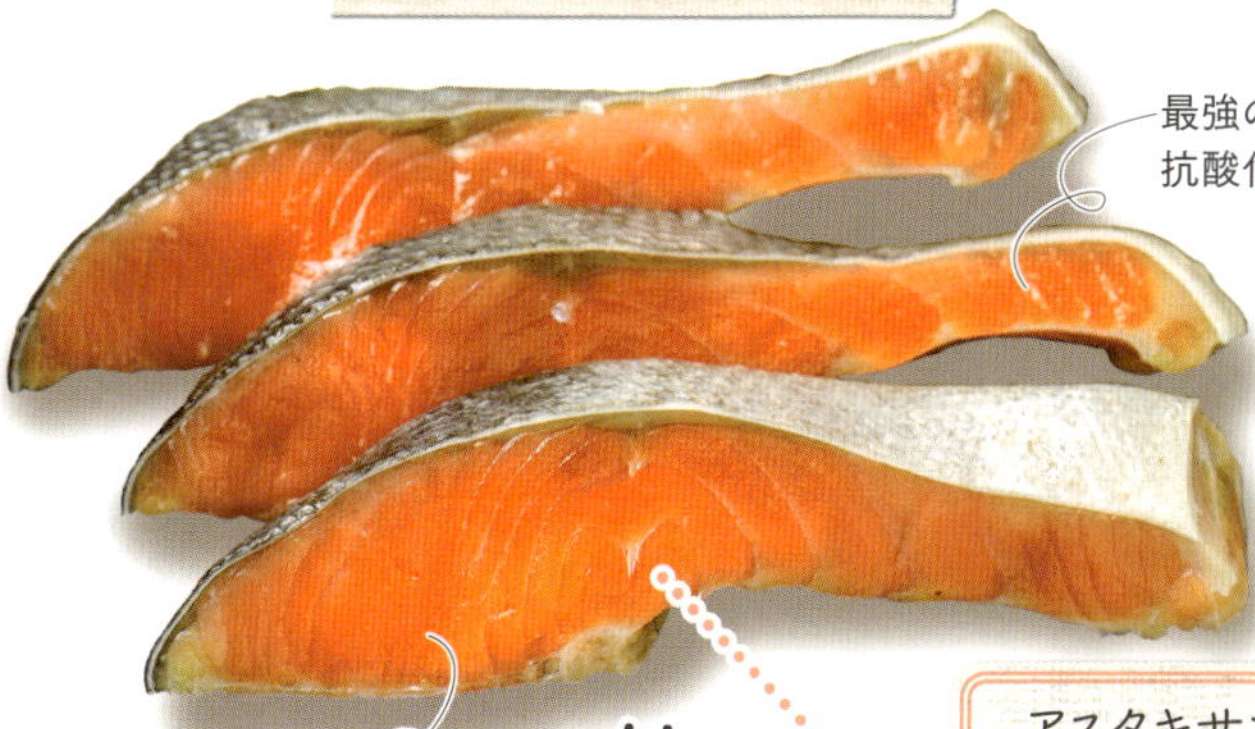

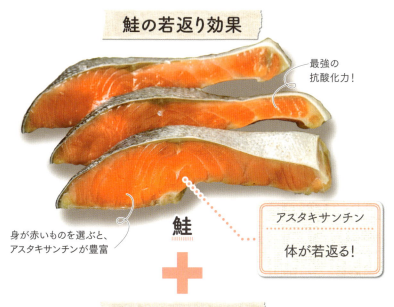

最強の抗酸化力！

身が赤いものを選ぶと、アスタキサンチンが豊富

鮭

アスタキサンチン
体が若返る！

＋

春菊の若返り効果

鉄
シミ・シワを撃退！

ベータカロテン
老化を防ぐ！

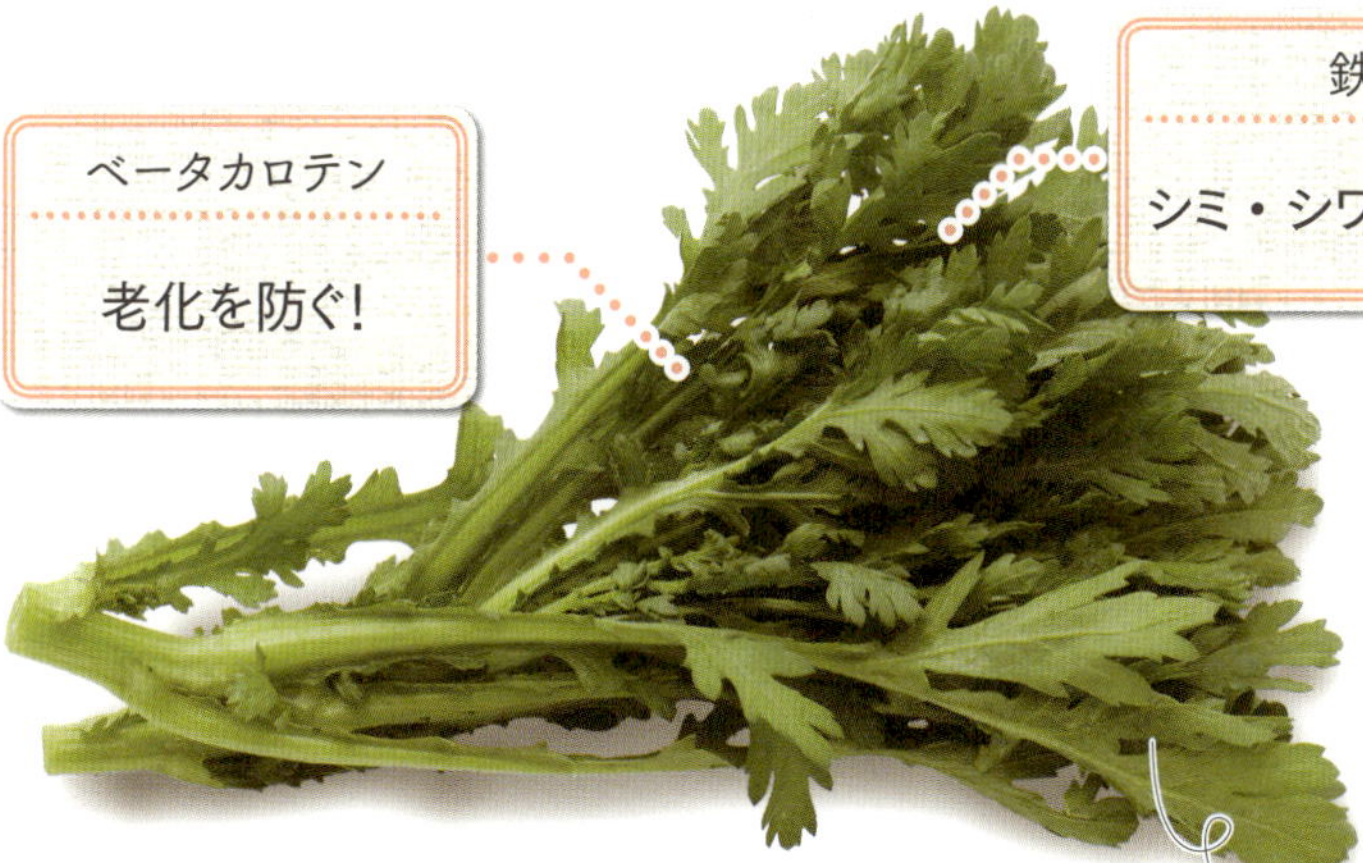

春菊

ベータカロテンの含有量はトップクラス！

ダブル効果で若返る！

09

豆腐とほうれん草の「最強の味噌汁」で老化を防ぐ！

うっかりお肉を食べすぎたり、お酒を飲みすぎたりしてしまうこともありますよね。

そんなときこそ、ぜひ食べたい組み合わせが「**豆腐＋味噌＋ほうれん草**」です。

おすすめの食べ方は、**味噌汁にして3つの食材を一度に食べる**こと。具の多い味噌汁にすると、味噌による塩分の取りすぎを防ぐことができるからです。

お酒を飲んだ際は、アルコールの利尿作用によって、水分と塩分が不足しがちになります。そんなときこそ、味噌汁の出番。手軽に、水分と塩分を補給することができます。しかも、味噌汁は水分が多いので、**食事の最初に食べると、ムダな食欲を消す**効果もあります。

もちろん、豆腐の味噌汁と、ほうれん草のお浸しとして別メニューで食べても同じ効果が得られます。

豆腐はカロリーを気にせず、たくさん食べてください。

1つだけ気をつけてほしいのは、**インスタントの味噌汁は避ける**こと。具の分量が圧倒的に少なく、逆に塩分が多すぎるからです。

ほうれん草は冷凍食品で構いません。ほうれん草がないときは、小松菜、春菊でも同様の効果が得られます。

食べすぎ、飲みすぎ解消の味噌汁

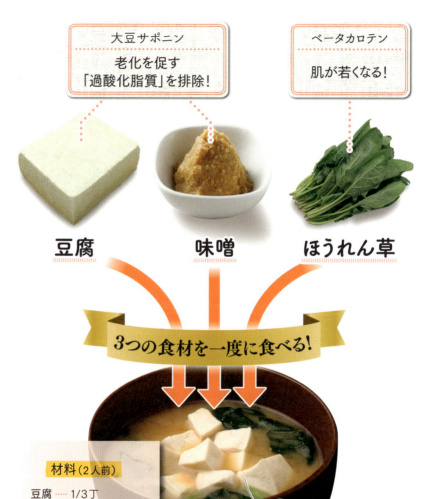

大豆サポニン
老化を促す
「過酸化脂質」を排除！

ベータカロテン
肌が若くなる！

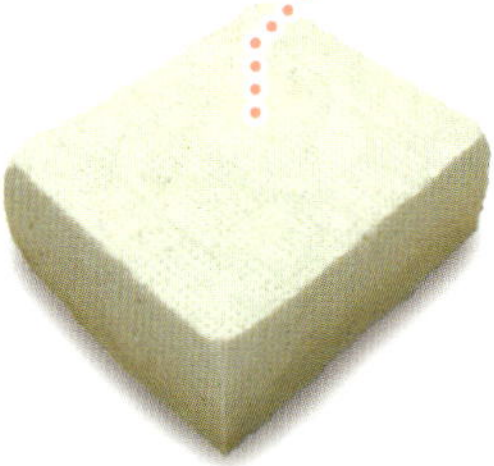
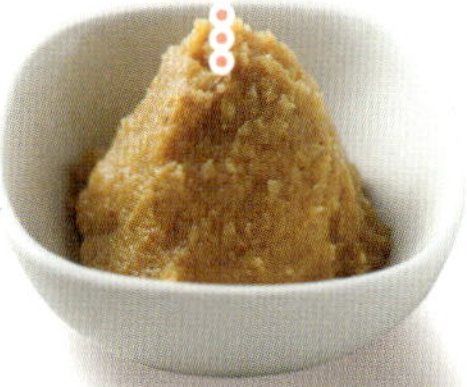
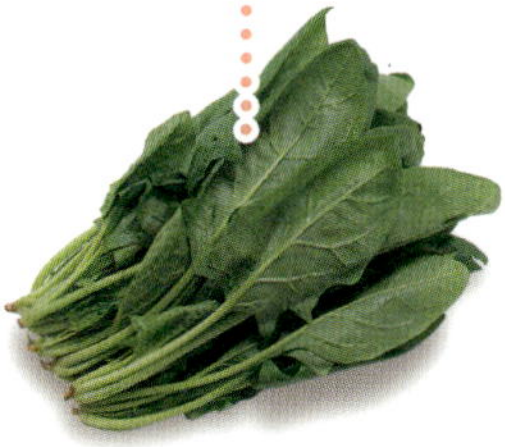

豆腐　**味噌**　**ほうれん草**

3つの食材を一度に食べる！

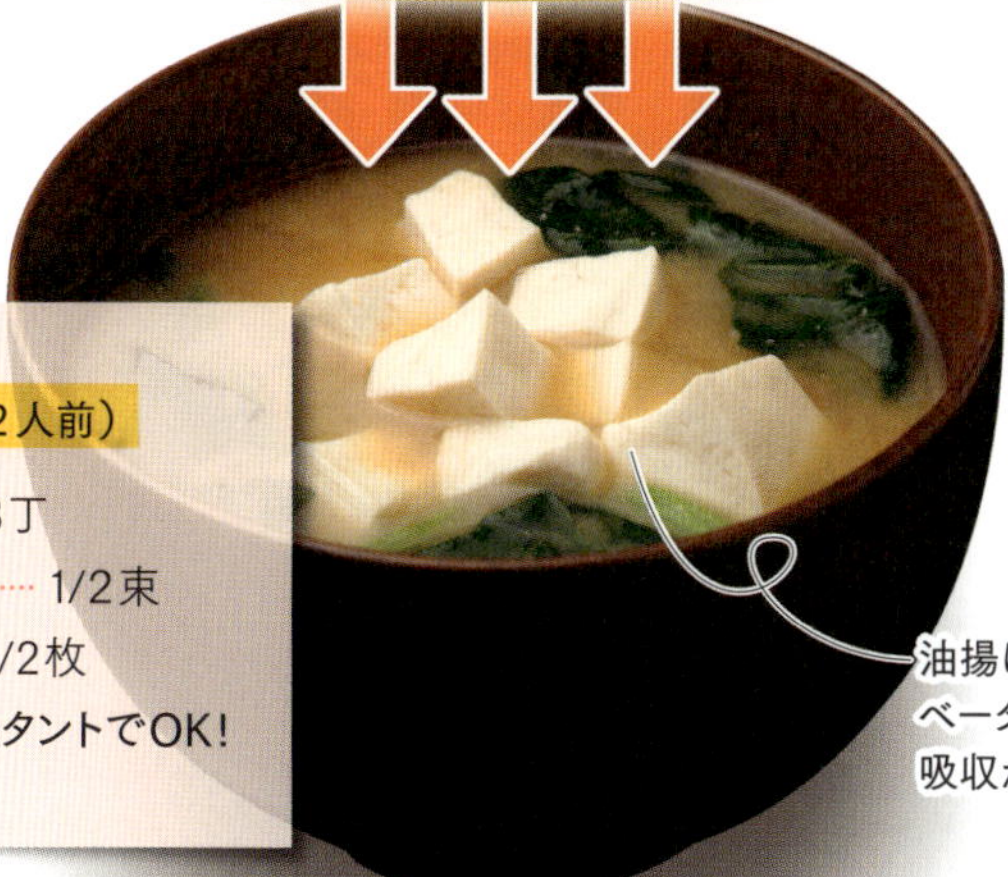

材料（2人前）

豆腐 …… 1/3丁
ほうれん草 …… 1/2束
油揚げ …… 1/2枚
だしはインスタントでOK！

油揚げを入れると、
ベータカロテンの
吸収がアップ！

豆腐とほうれん草の味噌汁

10 週1回「おいしいレバー」で全身がうるおう！

「全身が若返る」魔法の食材があります——レバーです。

レバーは、肌のうるおい成分を増やし、ダイエットにも抜群の効果があるミラクル食材なのです。

ただ、レバーは独特のくさみがあり、食感もパサパサしているため、特に女性は苦手な人が多いのも事実。

それでも、です。苦手意識はちょっと脇に置いておき、**我慢してでも食べるだけの価値**がレバーにはあるのです。

さて、食べれば食べるほど若返りパワーが高まり、ダイエット効果まで得られるおすすめ料理があります。

それが「**レバーのオリーブオイル炒め**」です。レバーをニンニクと一緒に炒めるだけの簡単な料理です。

レバーと言えば「鉄」とされるほど、鉄が豊富。しかも、**吸収効率のよいヘム鉄が豊富**なため、女性が不足しがちな鉄をカバーできる食材。

鉄は、肌のうるおい成分である「コラーゲン」を体でつくるために必須の栄養素です。コラーゲンが十分にあれば、シワやたるみを防ぐことができます。

鉄が不足するとシミができやすくなるので、肌の若返りに鉄は欠かせません。

また、レバーは、糖質を分解して太るのを防ぐビタミ

全身がうるおう最高の組み合わせ！

レバーの若返り効果

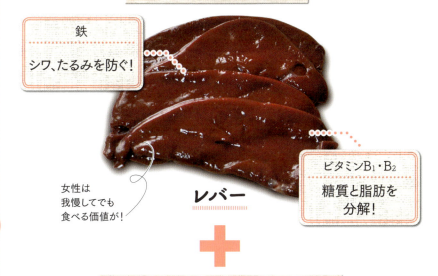

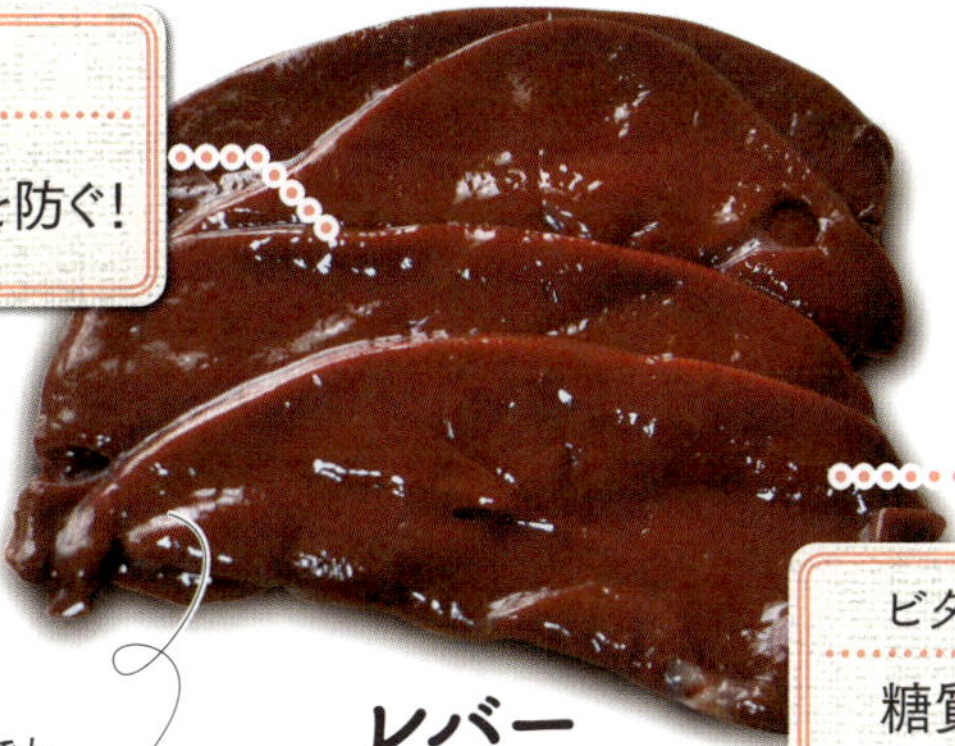

鉄

シワ、たるみを防ぐ！

ビタミンB_1・B_2

糖質と脂肪を分解！

女性は我慢してでも食べる価値が！

レバー

＋

オリーブオイルの若返り効果

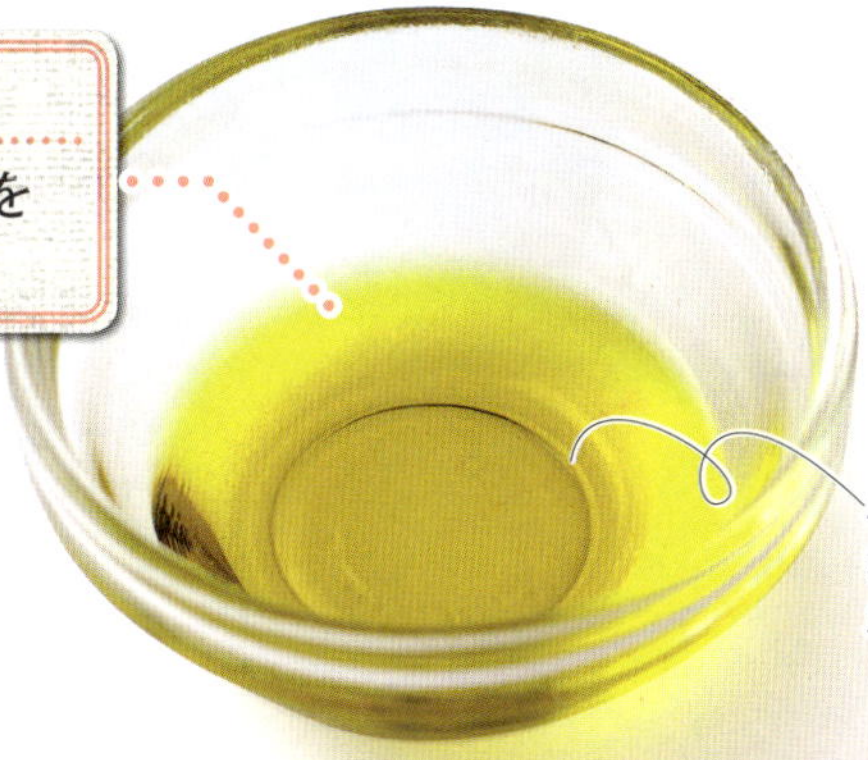

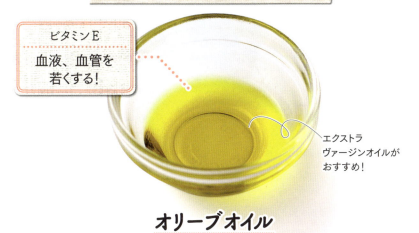

ビタミンE

血液、血管を若くする！

エクストラヴァージンオイルがおすすめ！

オリーブオイル

食べれば食べるほど全身が若返る！

ンB_1と、脂肪を燃焼させるビタミンB_2も多いため、ダイエット効果が高い食材でもあるのです。

◆レバーを「おいしく、効果的に食べる」コツ

オリーブオイルは「**若返りのビタミン**」と呼ばれるビタミンEが豊富。血液や血管を若くする効果もあります。おすすめは、オリーブを搾ってろ過しただけのエクストラヴァージンオリーブオイルです。オリーブの栄養分と風味が自然な状態で備わっているからです。

そしてニンニクのにおい成分が、レバーのくさみを打ち消してくれます。そのうえ、におい成分には、レバーに豊富な**ビタミンB_1の働き**（**糖質を分解して太るのを防ぐ**）**を活性化させる**パワーが備わっているのです。

食べる回数は**1〜2週間に1回程度で十分**。頻繁に食べなくても、若返り効果をもたらしてくれます。

おいしくつくるコツ

レバーのオリーブオイル炒め

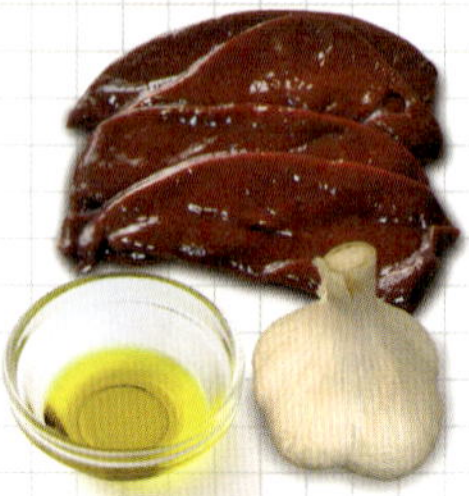

材料（1人前）

レバー …… 80g程度

ニンニク …… 1/2〜1かけ

オリーブオイル …… 大さじ1

つくり方

① くさみの原因である血の塊を包丁の先で取り除く。

② 牛乳につけて5分ぐらい血抜きをし、キッチンペーパーで水分を取る。牛乳はくさみを消す効果が高く、ビタミン類が水に流れるのを防ぐ！

③ オリーブオイルをひいたフライパンに、スライスしたニンニクを入れて中火で加熱。

④ 香りが出てきたらレバーを入れて両面をじっくり焼き、塩コショウで味つけする。

2章

食べれば食べるほど、なぜスリムになる!?

01 「きのこ」は、食べれば食べるほど「腹が凹む」

食べれば食べるほどお腹が凹む――そんな夢の食材がきのこです。

きのこ類は、**味噌汁として食べるのがおすすめ**です。味噌には「こうじ菌」が含まれています。きのこ類には種類ごとに持つ菌が違うため、複数の菌を混ぜて一緒に食べると、効果はグンと高まるのです。

シメジ、シイタケなど、さまざまな種類のきのこを味噌汁に入れて、ドンドン食べましょう。

きのこ類全般は、超低カロリー。カロリーを気にせず食べられるうれしい食品です。

しかも、きのこは食物繊維が豊富。食物繊維が腸にたっぷり入ると、腸内環境が一気によくなるため、**便秘の改善・代謝アップのダブル効果**があるのです。

最近注目されているのが、きのこに特有の成分である「キノコキトサン」。**脂肪の吸収を抑えて排出を促す**働きがあります。きのこ類の中でもエノキダケに多く含まれています。

口から取り入れた菌は、腸内で3日ほどで死んで便として出て行ってしまいます。ですから、できれば毎日、少なくとも**3日に1回は食べておきたい**食材です。

おいしく食べる「菌活《きんかつ》」でラクにやせる!

きのこの若返り効果

1パック(平均100g)で約20kcalと、超低カロリー!

ビタミンB群が豊富

キノコキトサンが特に多い!

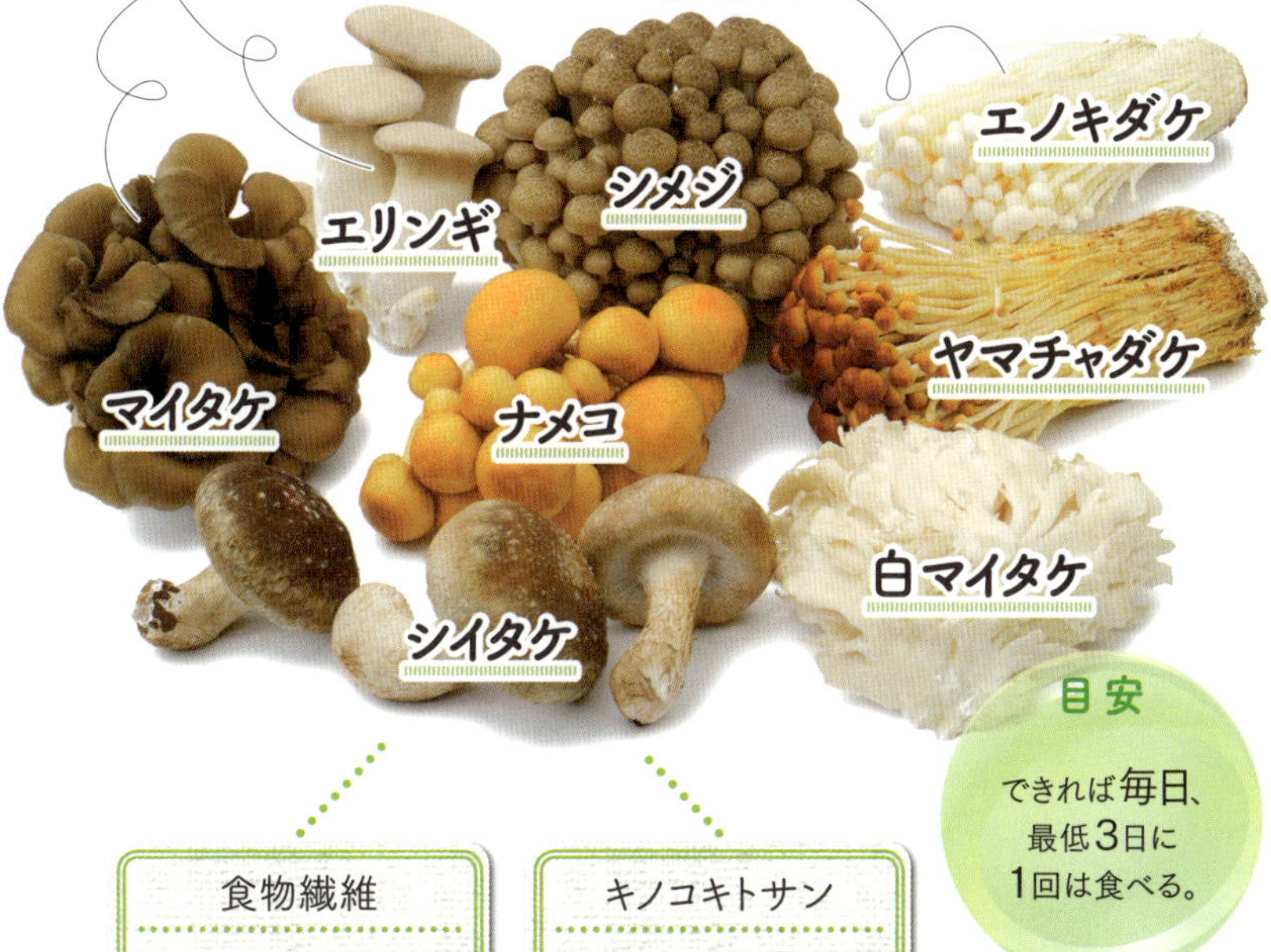
エリンギ
シメジ
エノキダケ
マイタケ
ナメコ
ヤマチャダケ
シイタケ
白マイタケ

目安
できれば毎日、最低3日に1回は食べる。

食物繊維	キノコキトサン
腸をきれいにする!	脂肪の吸収を抑え、排出する!

味噌汁の具にして、様々な種類を食べよう!

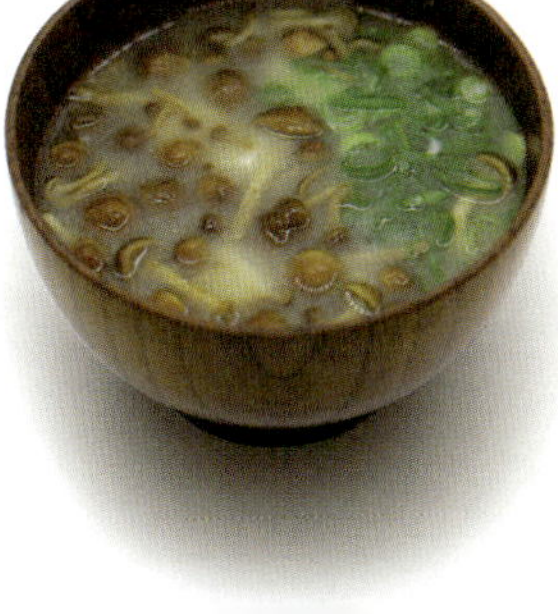

お腹周りの脂肪は「ワカメスープ」できれいに落とす!

「下腹ポッコリ」を凹ませたい——それなら「ワカメスープ」がおすすめ。

海藻類のワカメは徹底的に低カロリーで、食べてもまったく太りません。それに、**脂肪を燃やす成分「フコキサンチン」が豊富**。塩蔵でも乾燥ワカメでも同じです。

フコキサンチンは、脂肪細胞の脂肪を体温として燃焼して発散してくれます。そのため、すでにお腹周りに脂肪がついていたとしても、ワカメをたっぷり食べれば、**きれいに脂肪を落とすことができる**のです。

さらに、ワカメは、水溶性食物繊維が豊富なため、栄養素の吸収がゆっくり。血糖値の上昇がゆるやかになるため、**糖尿病予防にピッタリ**の食材です。

しかも、血圧の上昇を防いで高血圧を予防します。同時に、コレステロールの吸収を抑えるため、動脈硬化も防いでくれるのです。

ワカメをスープで食べる理由は、「量を多くとれる」「水分を多くとれる」の2点。

つくり方は図を参考にしてください。市販のワカメスープは塩分が高め。お湯で薄める場合は、表記の1・2倍のお湯を入れ、スープは3分の1残すといいでしょう。

ムダな脂肪はワカメスープで落とす!

ワカメの若返り効果

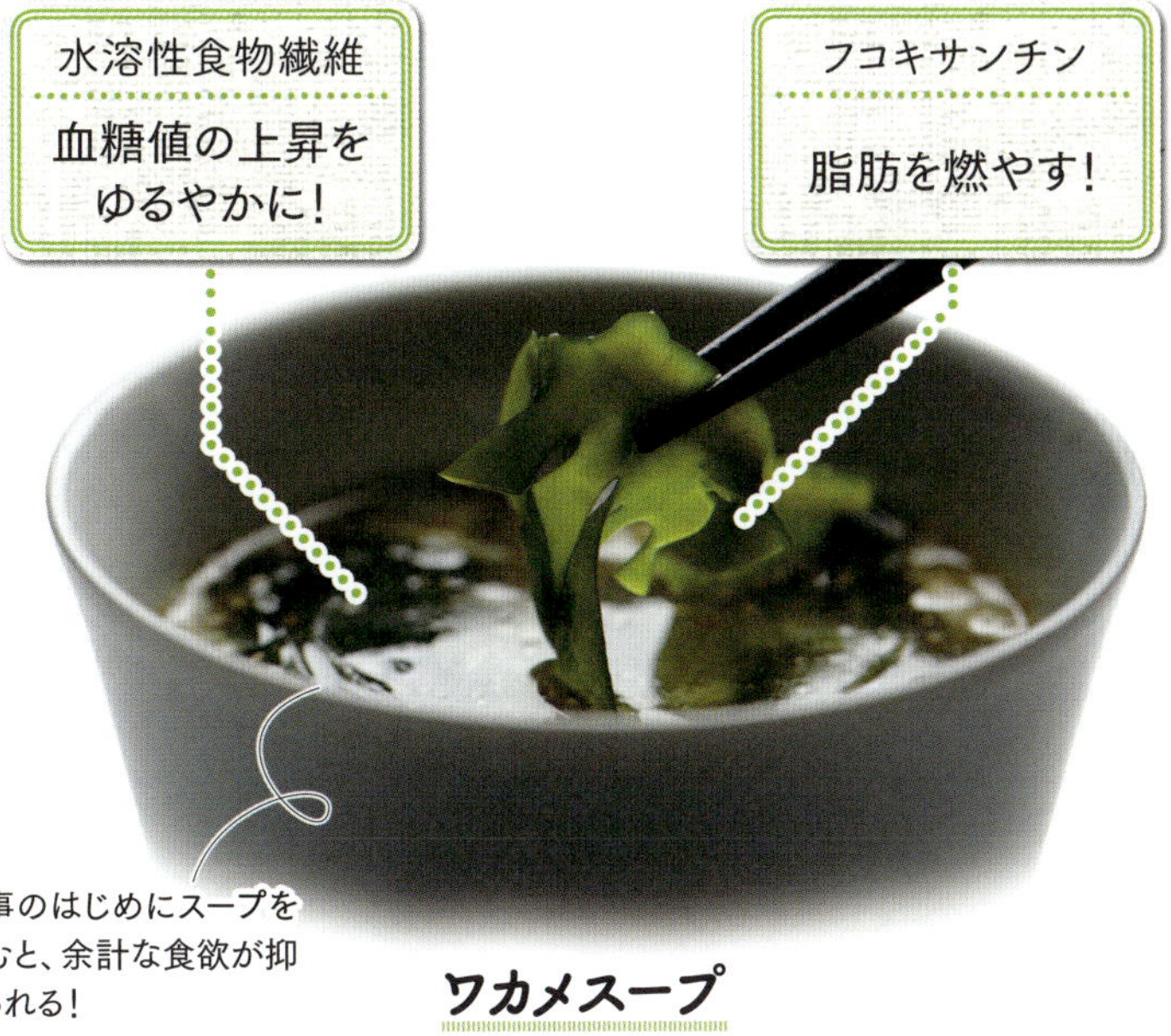
水溶性食物繊維
血糖値の上昇を
ゆるやかに!
フコキサンチン
脂肪を燃やす!
食事のはじめにスープを
飲むと、余計な食欲が抑
えられる!
ワカメスープ

おいしくつくるコツ

材料(2人前)

ワカメ …… 塩蔵 50g
(乾燥なら5g)
白ネギの斜めせん切り …… 1/2本
ショウガのみじん切り …… 20g
ごま油 …… 大さじ2
水 …… 400cc
中華スープの素
(顆粒だし)…… 大さじ1

つくり方

① ワカメを水で戻し、一口大にカット。
② 鍋にごま油を入れて熱し、白ネギとショウガを炒める。
③ ワカメ、水、中華スープの素を入れて、コショウをふれば完成!

※写真はイメージです。

03

牛ロースの焼肉で「背中美人」になる

「年齢は、後ろ姿に現れる」——そういっても過言ではありません。

後ろ姿も含め、見た目が若い人の共通点は何でしょうか？　意外にも、「お肉をよく食べる」ということです。

じつは食べ方のコツ次第で、お肉を食べると若々しい肌になり、スリムになることもできるのです。

お肉の中でおすすめなのは、牛肉です。価格の安い**牛肉のロースこそ、若返りの味方**なのです。

さらに、肉好きに吉報があります。牛肉の**若返りとダイエット効果を引き出す食べ方は「焼肉」**だということ。

ロースをさっと焼いて食べる、それだけでいいのです。

コツは、余分なカロリーをとらないために、**タレではなく塩で食べる**こと。

じつは牛肉には、**脂肪を燃焼させる成分・L-カルニチンが豊富**。血液と血管を若返らせる効果まで持っているのです。

牛肉はタンパク質源として優秀です。タンパク質は全身の細胞をつくる重要な材料。牛肉をしっかり食べている人と、そうでない人では、40歳をすぎてからの見た目、体力に差が出ると覚えておいてください。

「焼肉」こそ、最高のダイエット食!

さっと焼いて、おいしく食べる!

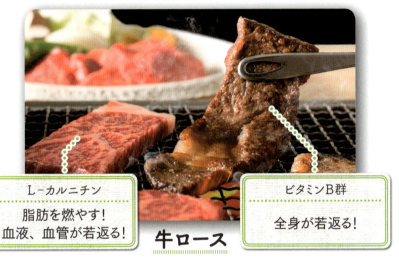

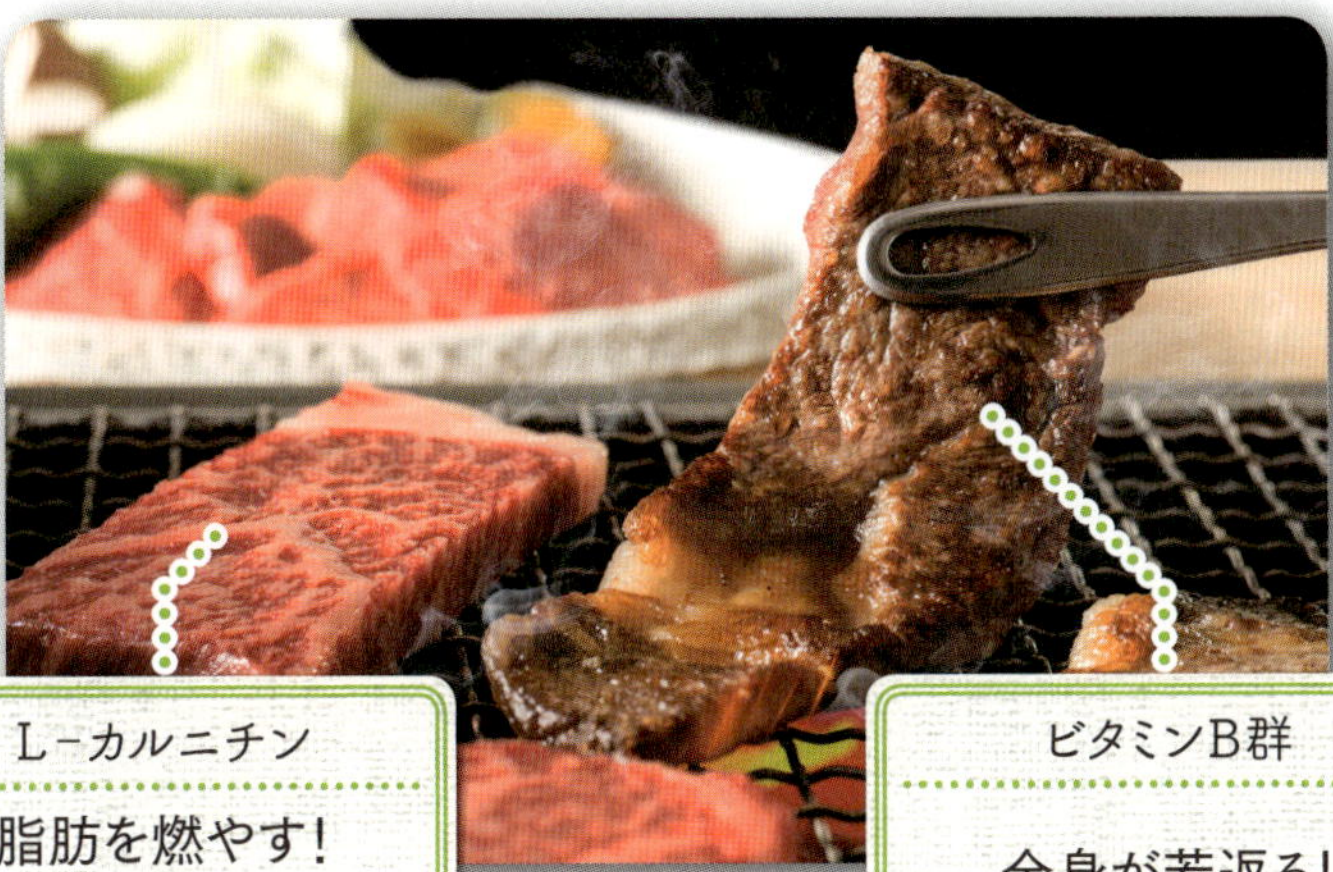
L-カルニチン
脂肪を燃やす!
血液、血管が若返る!
ビタミンB群
全身が若返る!
牛ロース

牛ロースの焼肉が「背中美人」をつくる!

目安
外食なら
2皿(1皿80g)
自宅なら
150～200g

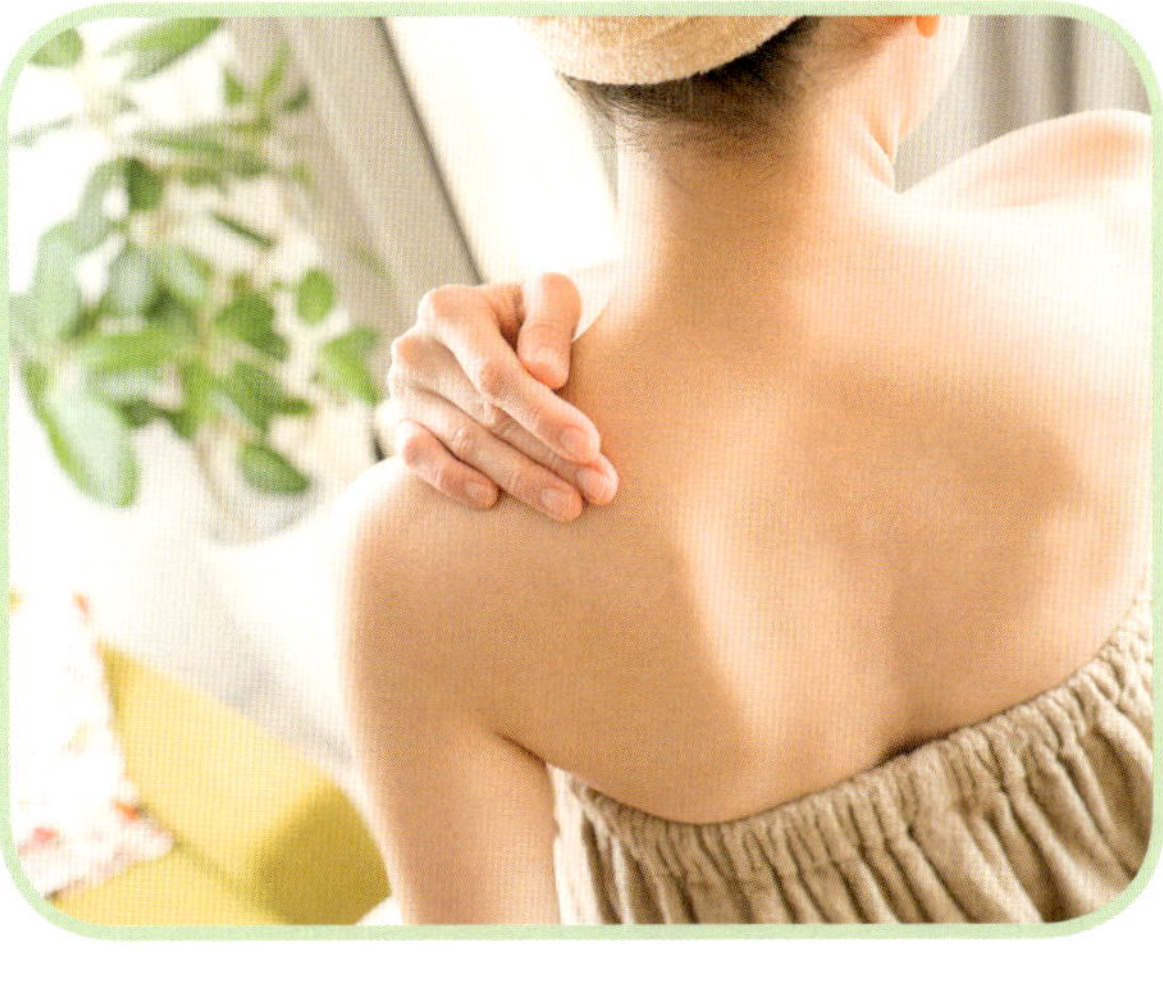

04 ショウガオイルで「くびれ」を手に入れる！

「若い頃はくびれがあったのに、すっかりメリハリのない体型になってしまった」

30代後半から、そうした悩みを持つ人が増えます。

そこでおすすめなのが、**脂肪燃焼に効果抜群の「ショウガオイル」**を使った料理です。ショウガオイルは、普通の食事を**「やせる食事」に変える魔法の調味料。**

ショウガの辛味成分「ジンゲロン」がエネルギーの代謝を盛んにして、体に蓄積した脂肪を燃焼させる働きがあるのです。

同時に、もう1つの辛味成分「ショウガオール」も増え、血行をよくして代謝をアップしてくれます。シミや老化を防ぐ若返り効果も抜群です。

ショウガの辛味で減塩効果もあるため、味の濃いメニューを食べすぎてむくんでいる人も、自然とスッキリしてきます。

このショウガオイルをフライパンに1人前で小さじ2杯ほど入れ、肉や野菜を炒めると、どんな食材を使っても「やせる食事」に変身します。

1日1品、ショウガオイル炒めを食べ続けることで**「体重・内臓脂肪・体脂肪」ダウン**が期待できます。

やせる油――ショウガオイル！

炒め油として使うと効果抜群！

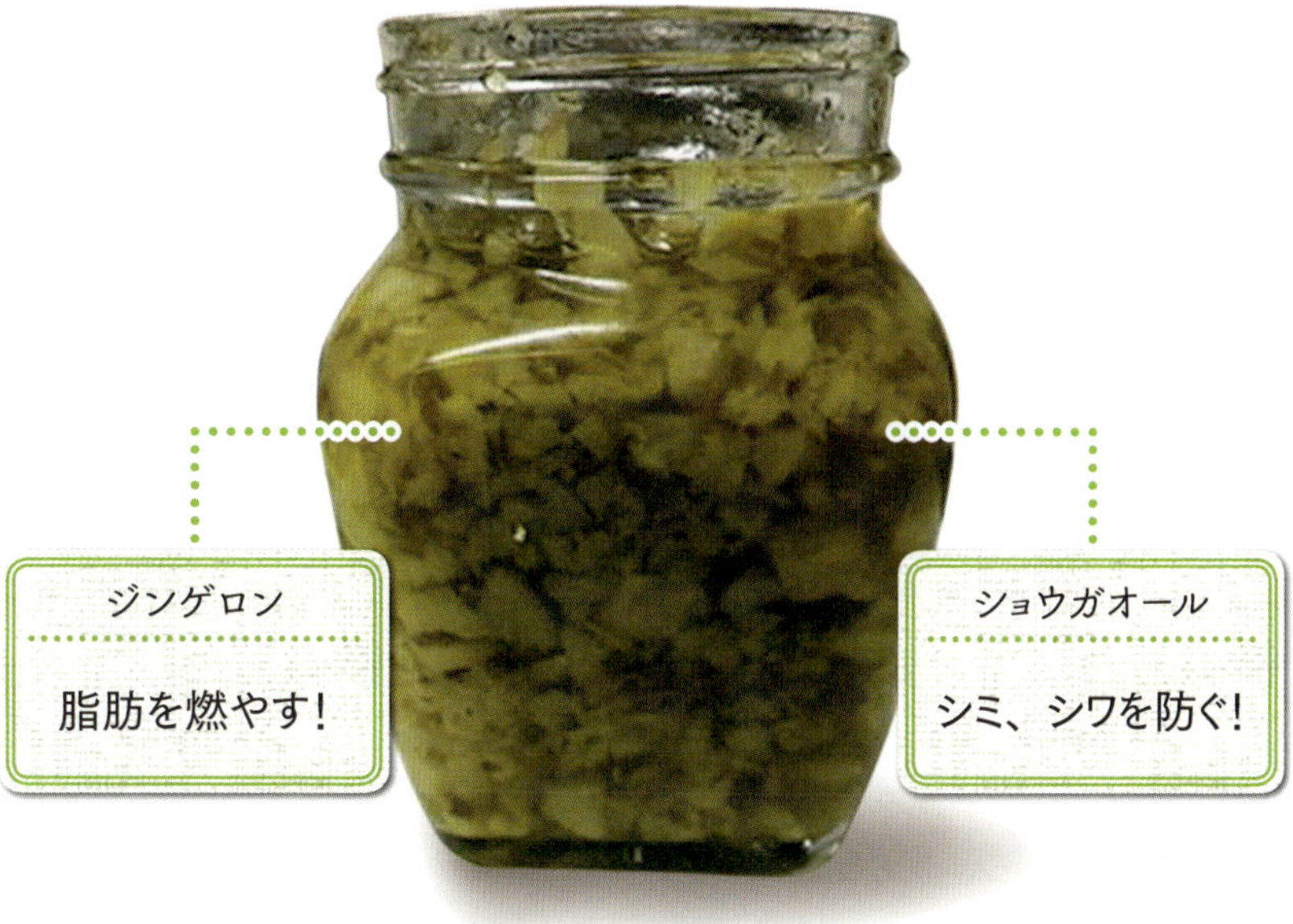
ジンゲロン
脂肪を燃やす！
ショウガオール
シミ、シワを防ぐ！

ショウガオイル

ショウガオイルのつくり方

材料

皮つきショウガの
みじん切り……100g
エクストラヴァージン
オリーブオイル……100g

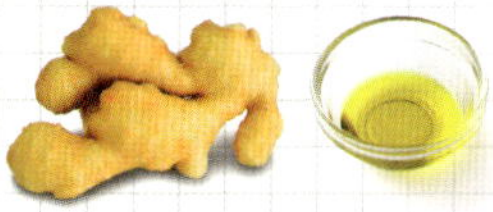

つくり方

① エクストラヴァージンオリーブオイルを中火で温める。
② 細かな泡が立ったら、ショウガを入れる。
③ 1分間、箸でかき混ぜながら加熱。
④ ビンに入れ、冷ましてから冷蔵庫へ。1週間ほど日持ちする。

05 食べすぎ、飲みすぎは、「枝豆」で帳消しにできる

前の晩に食べすぎ、飲みすぎてしまったら——夕食に枝豆を食べましょう。それだけで、**帳消しにできます**。

枝豆はれっきとした野菜ですが、枝豆という単独の品種ではありません。大豆として熟す手前の柔らかいものを枝豆といいます。

つまり枝豆は、**大豆の栄養と野菜の栄養の両方を兼ね備えた驚きの食材**なのです。

枝豆の旬は夏から初秋。緑色の濃い、実がきっちり入っているものを選びます。旬でなければ、冷凍食品で代用できます。

飲みすぎのときは、たいてい、おつまみ類を食べすぎています。しかも、フライドポテトやピザ、デザートのスイーツ類、シメのラーメンのように「糖質＋脂質」のダブルで太る要素が満載のものが大半。

そこで枝豆の出番です。枝豆を食べることによって、とりすぎた糖質と脂質を燃やしてスリムになれます。

さらに枝豆は、**食事の最初に食べるとダイエット効果が高まります**。「食物繊維」が豊富だからです。

枝豆は、肥満による老化にストップをかける、すごい若返り野菜なのです。

「枝豆」を食べて若くなる!

枝豆の若返り効果

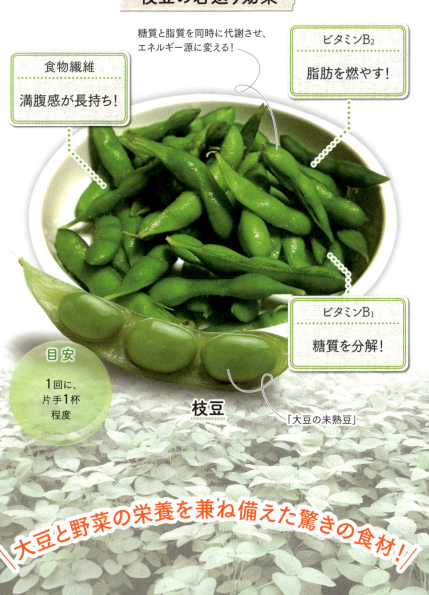

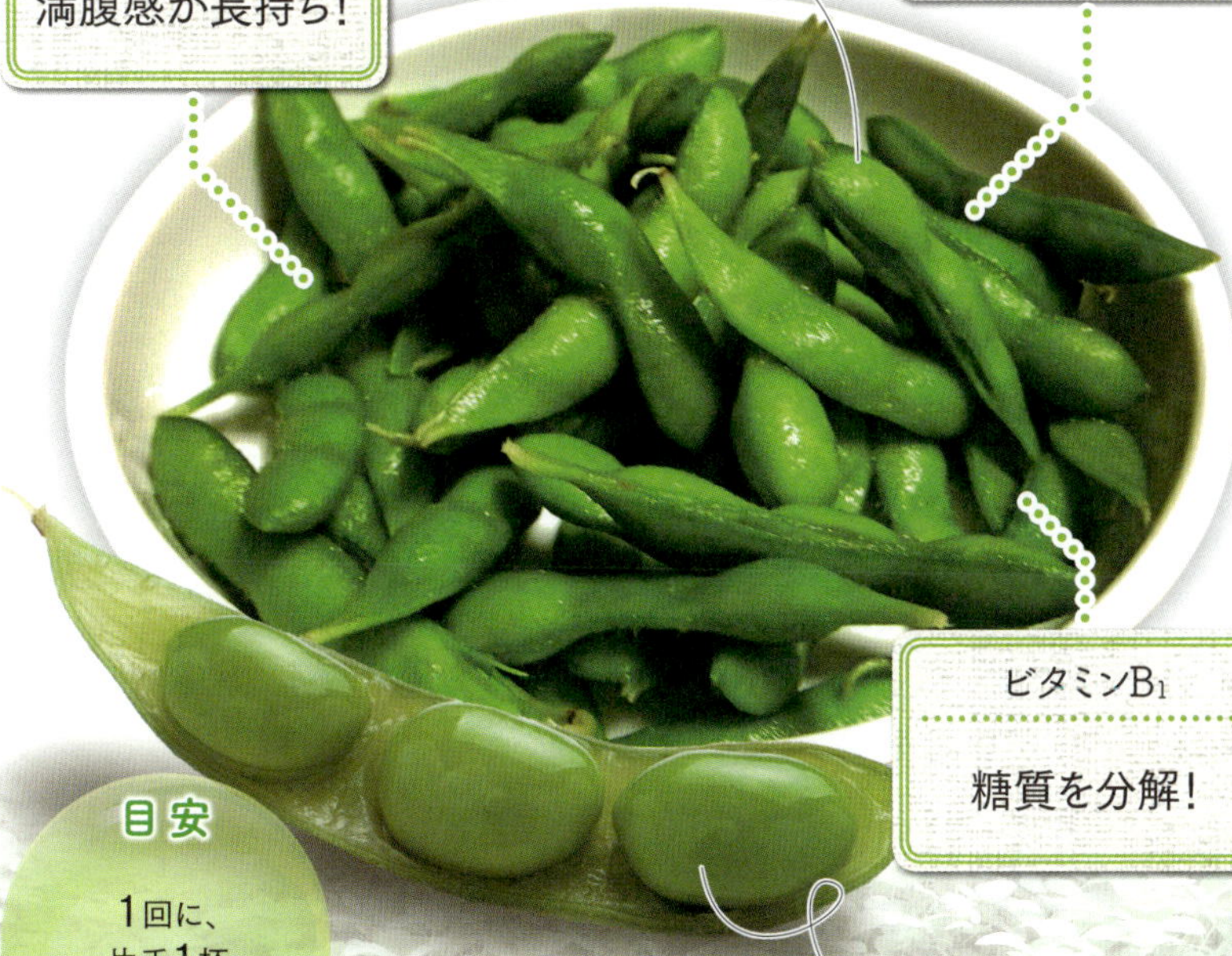
食物繊維
満腹感が長持ち!
糖質と脂質を同時に代謝させ、
エネルギー源に変える!
ビタミンB2
脂肪を燃やす!
ビタミンB1
糖質を分解!
目安
1回に、
片手1杯
程度
枝豆
「大豆の未熟豆」

大豆と野菜の栄養を兼ね備えた驚きの食材!

06 体と顔の「むくみ」には、きゅうりが効く！

体と顔のむくみを取る決定打があります――「きゅうり」です。

むくみの主な原因は、「**塩分の取りすぎ**」です。塩分の正体はナトリウム。塩分が多い食事をすると、血液をはじめとする体液のナトリウム濃度が上がりすぎるのです。すると、余計な水分が体にたまり、むくんでしまうわけです。

この**余分なナトリウムを体の外に出す**のがカリウム。

じつは、きゅうりには、このカリウムが豊富なのです。

きゅうりは、**生のままスティック野菜として食べる**のが一番。おすすめは、イタリアンドレッシングやフレンチドレッシング、ごまドレッシングです。この3つは比較的、脂肪と塩分が少なめです。

漬け物やピクルスは塩分が多いので、避けてください。

きゅうりは、**約95％が水分で超低カロリー**。量を気にせず食べることができます。むくみが気になるときは1本まるごと食べましょう。

それでも、むくみがなかなか消えない、むくみがひどくなる場合は、なにか病気が隠れているのかも知れません。一度きちんと受診しておいたほうが安心です。

スッキリしたボディラインになる！

むくみの原因は2つ

1 塩分のとりすぎ

塩分が多すぎる
食事、間食

塩分の正体「ナトリウム」を排出すればスッキリ！

2 疲 労

長時間立ちっぱなし
などで血液やリンパ液
が滞る

ストレッチをし、グッスリ眠れば、翌朝にはスッキリ！

おすすめの食材

きゅうりの若返り効果

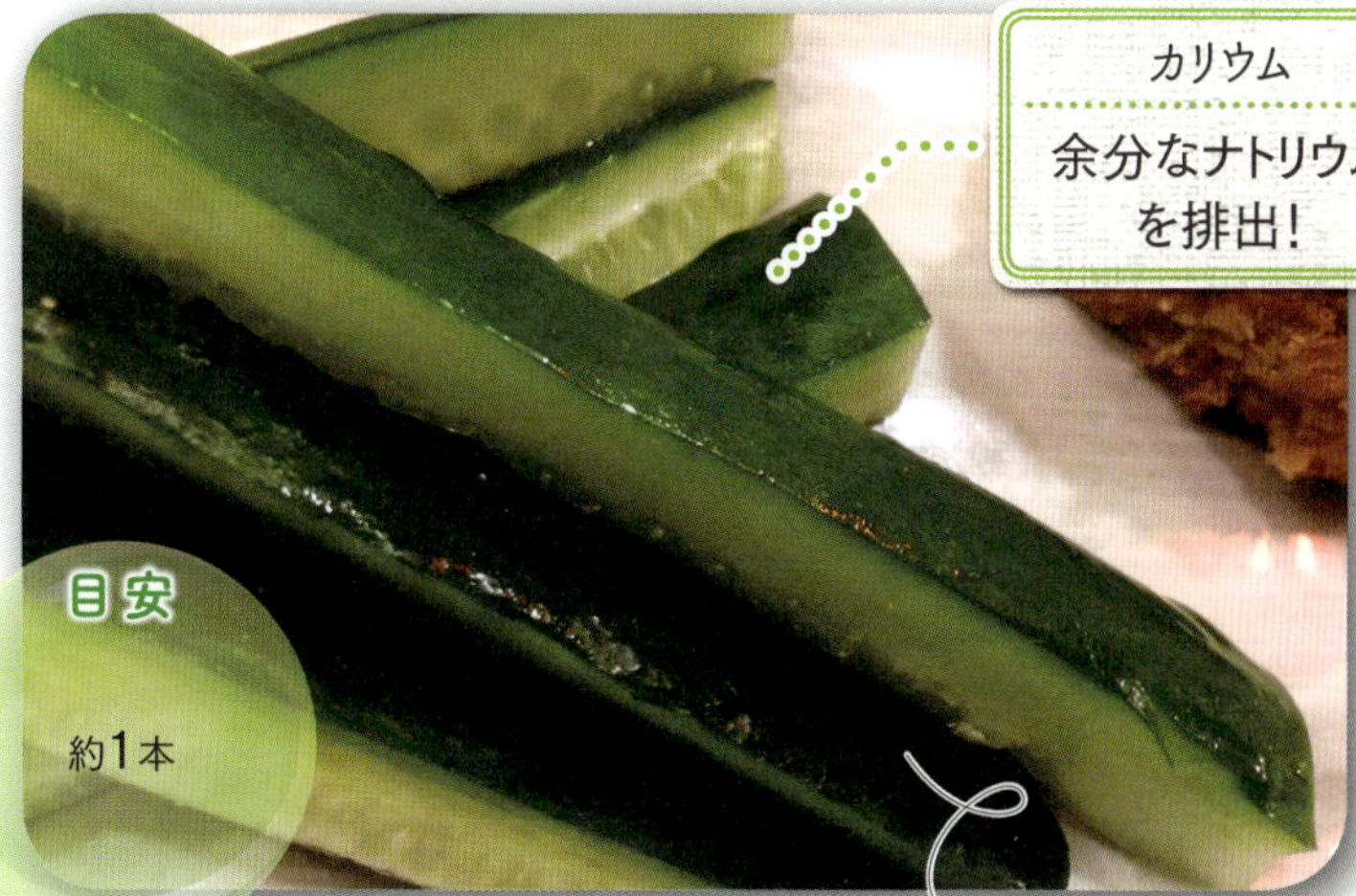

カリウム

余分なナトリウムを排出！

目安

約1本

きゅうりスティック

カリウムは熱に弱いため、
ナマで食べよう！

07 豚肉のタマネギ炒めで「更年期太り」を防ぐ

「更年期太り」を防ぐ料理を紹介しましょう——それは「豚肉のタマネギ炒め」です。

更年期太りとは、**更年期に特有の肥満**のこと。豚肉とタマネギは、更年期特有の肥満を撃退し、コレステロールを下げる**黄金コンビ**なのです。

なぜ、更年期は太りやすくなるのでしょう?

更年期になると、女性ホルモンが減ってしまうからです。女性ホルモンには脂肪を分解する働きがあります。そのため、女性ホルモンが減ると、体に脂肪がつきやすくなるのです。

更年期の症状には、イライラしたり、ストレスが強くなることがあります。このストレスを解消するために、**無意識に食べすぎてしまう**ことがよくあるのです。

更年期で食べすぎてしまう食材は、ご飯や麺類、果物やスイーツ類といった、「太る糖質」に集中しがちです。しかも、イライラがあるために、食べる量や回数をうまく調節できなくなります。

糖質は体に必要な成分ですが、取りすぎてしまうと体の中で脂肪に変換され、お腹周りについてしまいます。

そこで、糖質を分解して燃焼させる効果の高いビタミ

豚肉とタマネギは更年期の強い味方!

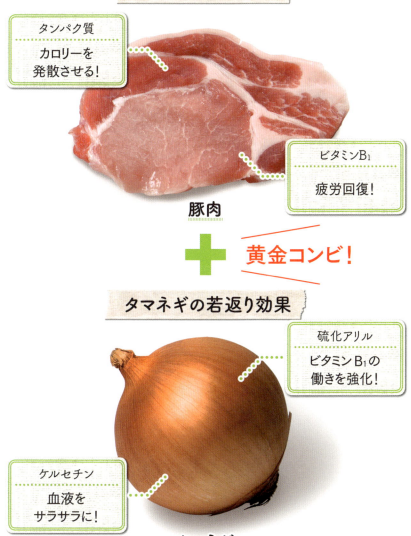

豚肉の若返り効果

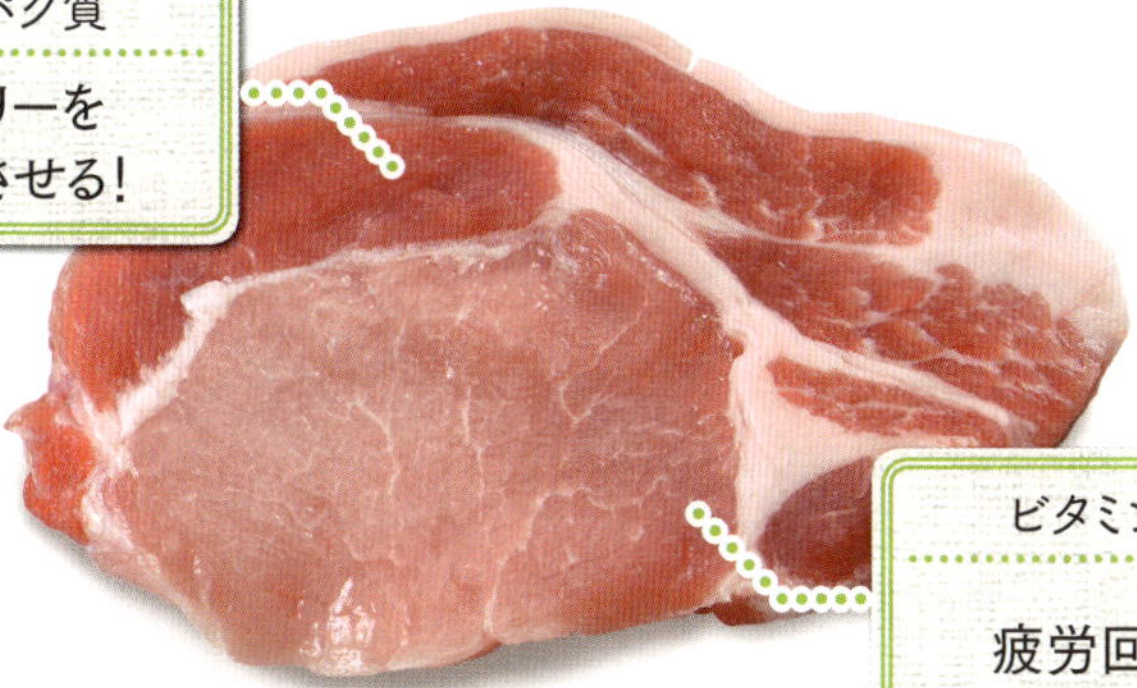
タンパク質
カロリーを
発散させる!
ビタミンB1
疲労回復!

豚肉

黄金コンビ!

タマネギの若返り効果

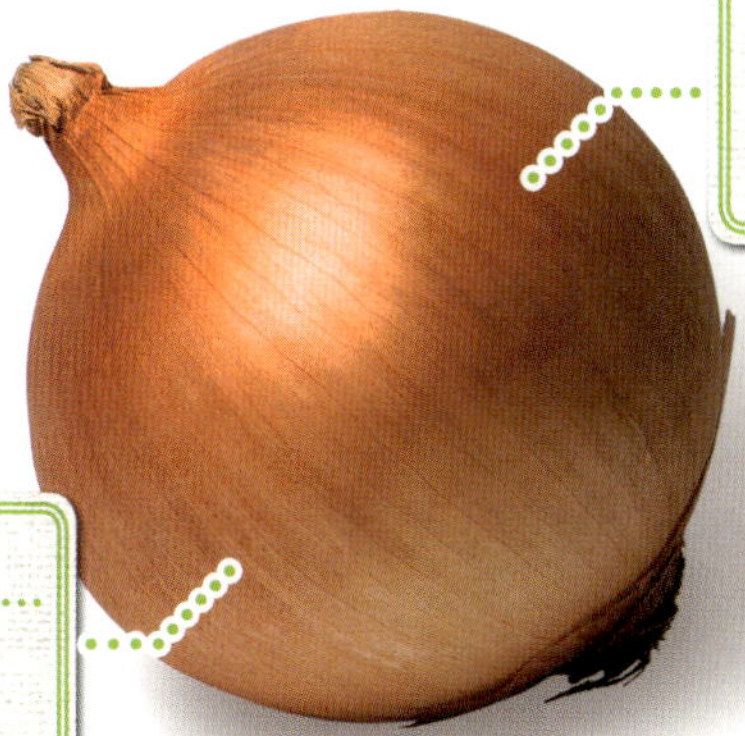
硫化アリル
ビタミンB1の
働きを強化!
ケルセチン
血液を
サラサラに!

タマネギ

更年期太りを撃退し、血液をきれいに!

ンB_1が豊富な豚肉を食べるのです。

ビタミンB_1は疲労を回復する効果もあるので、**疲れやすい更年期にピッタリ**。ビタミンB_1は、ヒレ、もしくはもも肉に豊富です。バラ肉やひき肉は、脂肪やコレステロールが多いので避けておきましょう。

豚肉に豊富なタンパク質は、食事で摂取したカロリーを体温として発散させる効果があります。

◆男性にもおすすめの「超簡単料理」！

タマネギは、特有の刺激臭である「硫化アリル」が、ビタミンB_1の効果を最大限に活かす働きをします。しかも、タマネギには、ポリフェノールの一種であるケルセチンが豊富。**ケルセチンは血液をサラサラにする**効果があります。

更年期は女性ホルモンのバランスが崩れています。ホルモンバランスが崩れると、血液がドロドロになる「**高コレステロール血症」になりやすい**のです。だから、ケルセチンをしっかり取り込んでおくことが重要です。

タマネギには、男性ホルモンを高める働きがあるという研究報告もあります。豚肉のタマネギ炒めは、**男性の更年期障害にもおすすめ**なのです。

豚肉のタマネギ炒めは、豚ロース肉とタマネギを炒めたシンプルな料理です。

2人前で豚ロース薄切り約160グラム、タマネギ1・5個と、タマネギが多めのメニューです。くし切りにして炒めたタマネギに、薄切りで食べやすい大きさにカットした豚肉を加えて、完全に火を通せば完成です。しょうゆ、もしくは甘辛味でできあがりの超簡単料理。

タマネギは火を加えるとぺしゃんこになるので、豚肉の1・5倍ぐらい使いましょう。

「更年期太り」を防ぐおすすめ料理!

男性の更年期にも効く!

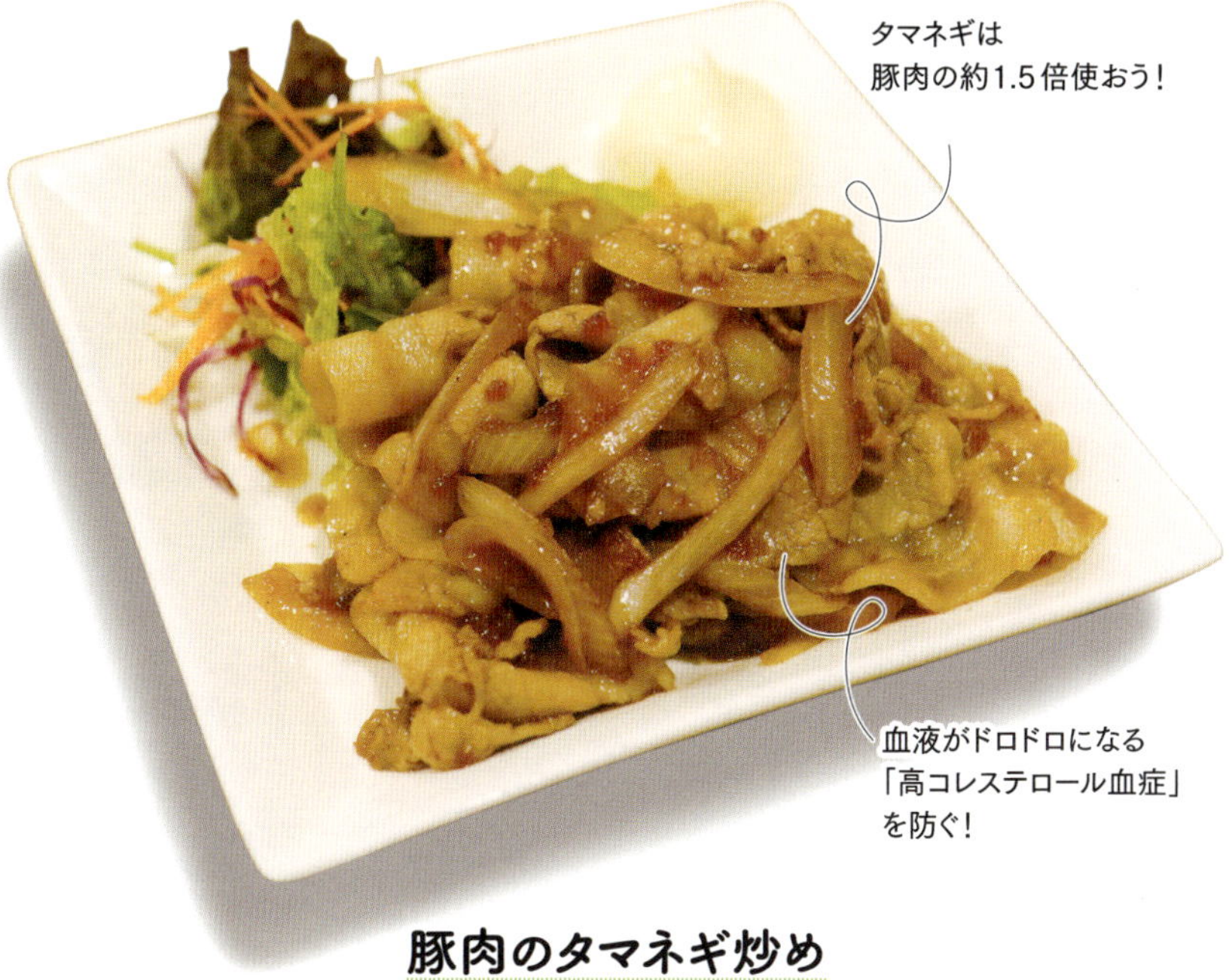

タマネギは
豚肉の約1.5倍使おう!

血液がドロドロになる
「高コレステロール血症」
を防ぐ!

豚肉のタマネギ炒め

おいしくつくるコツ

材料(2人前)

豚ロース肉 …… 薄切り160g
タマネギ …… 1.5個
植物油 …… 大さじ1

つくり方

①くし切りにしたタマネギを炒め、食べやすい大きさにカットした豚肉を加えて、完全に火を通す。

②しょうゆ、もしくは甘辛味で味つけして、できあがり!

※写真はイメージです。

08 ビタミンB群が「若くて、太らない体」をつくる

ダイエットと若返りに不可欠な栄養素があります。それは、**ビタミンB群**です。ビタミンB群とは、「ビタミンB_1・B_2・B_6・B_{12}、ナイアシン、パントテン酸、葉酸、ビオチン」の8種の総称です。

ビタミンB群が十分にあると、炭水化物、タンパク質、脂肪の代謝をサポートし、**余分な脂肪を体にため込まないように**なります。

逆に不足すると、太りやすい、疲れやすいといった、老化の症状が現れます。

ビタミンB_1とB_2は、甘い物の食べすぎに対して効果を発揮します。なぜなら、甘い物に多い**糖質と脂質を分解する**力を持っているからです。

ビタミンB_6とナイアシンは、健康な肌づくりに必須。パントテン酸は、抗ストレスホルモンの材料としてストレスが多い人にぴったりの栄養素。

葉酸はシワを予防し、ビオチンは髪にうるおいと弾力を与える栄養素です。

ビタミンB群が豊富な食材の中では、**玄米**や**胚芽米、全粒粉パンがおすすめ**です。ビタミンB群がまんべんなく含まれるとともに、食物繊維も豊富だからです。

ビタミンB群が豊富な食材をとろう！

ビタミンB群が十分にあると――

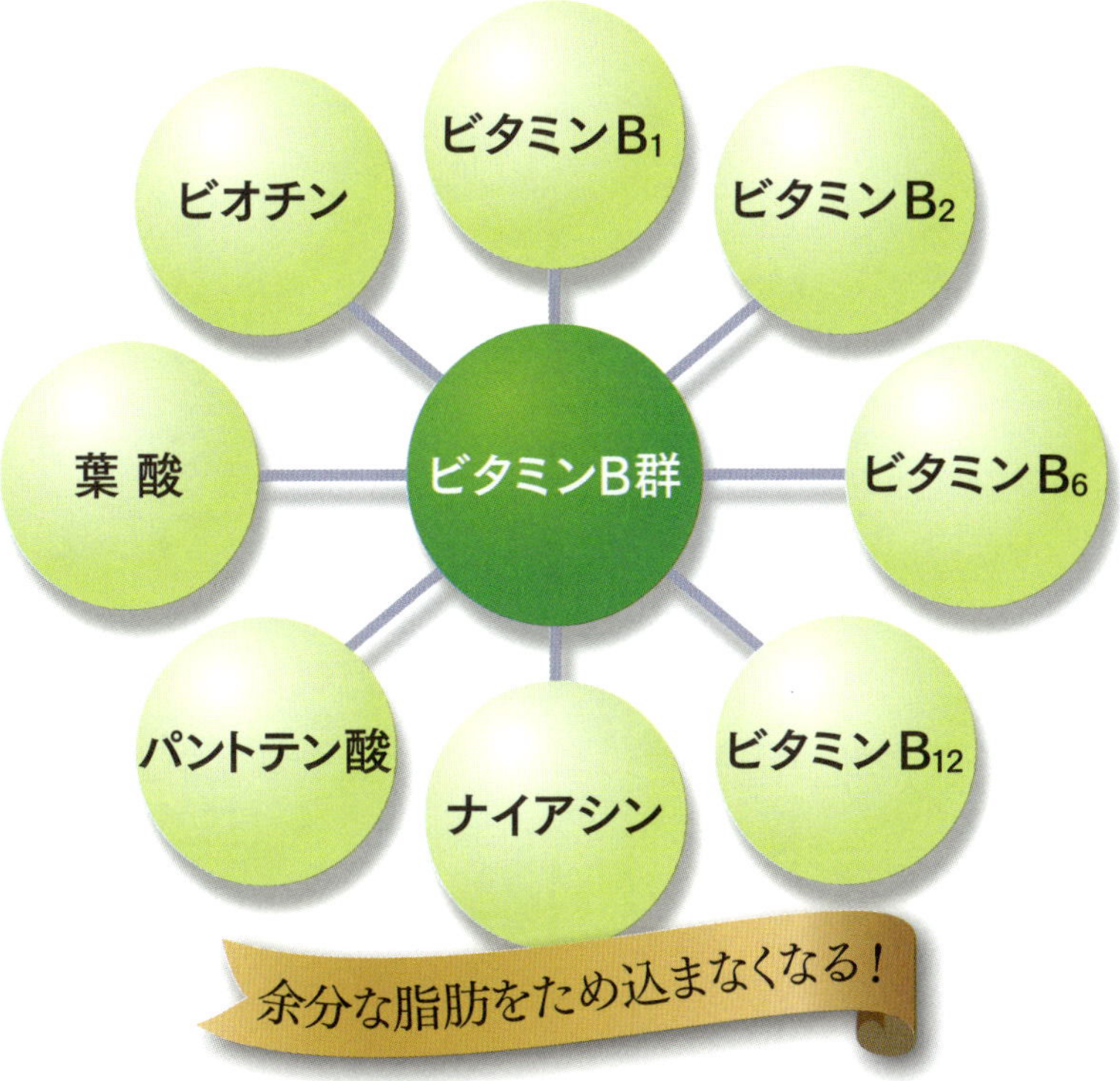

おすすめ食材

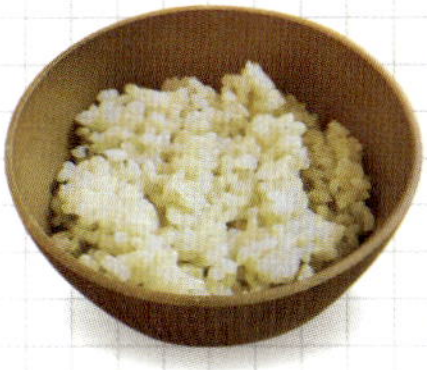

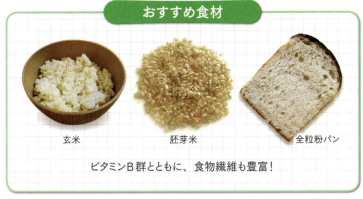

玄米

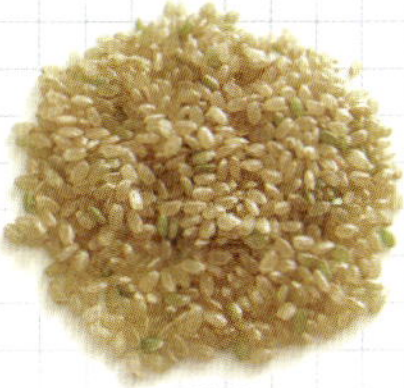

胚芽米

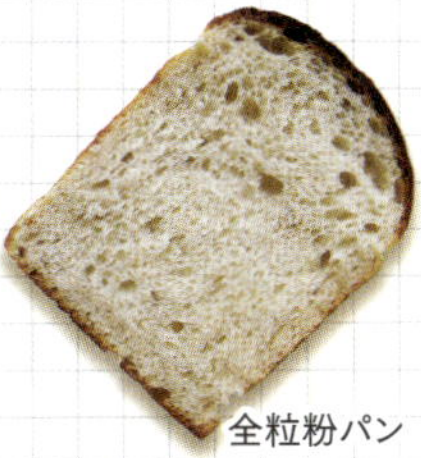

全粒粉パン

ビタミンB群とともに、食物繊維も豊富！

09 「太らない食材・そば」は血圧を下げる力も抜群！

高血圧を正常に戻したい――それなら、そばを食べるのが効果的です。

そば特有の栄養成分には、**ほてりと血圧を下げる効果**があるからです。

ほてりや血圧が上がるのは、更年期障害の症状そのもの。この症状を防ぐ決め手が、そばなのです。

そばにはビタミンP（ヘスペリジン）が豊富。このビタミンPには、ほてりを鎮める効果があります。

ビタミンPは、柑橘系の果物にも多く含まれますが、そばのほうがおすすめ。なぜなら、果物に比べて、**そばは圧倒的に太らない食材**だからです。

更年期は体に脂肪がつきやすく、太りやすい時期。体重が増えると血圧の上昇を招くため、要注意です。

更年期そのものでも血圧が上がりやすくなります。

じつはビタミンPには、ほてりだけでなく、**血圧を下げる効果**もあります。しかも、同じ麺類であるうどんに比べても、そばは太りにくい食材。

また、そばに豊富な成分・ルチンにも、血圧を下げる効果があります。

ルチンは、そばの実の外側の殻に近い部分ほど多く含

ほてりと血圧は「そば」で下げる

そばの若返り効果

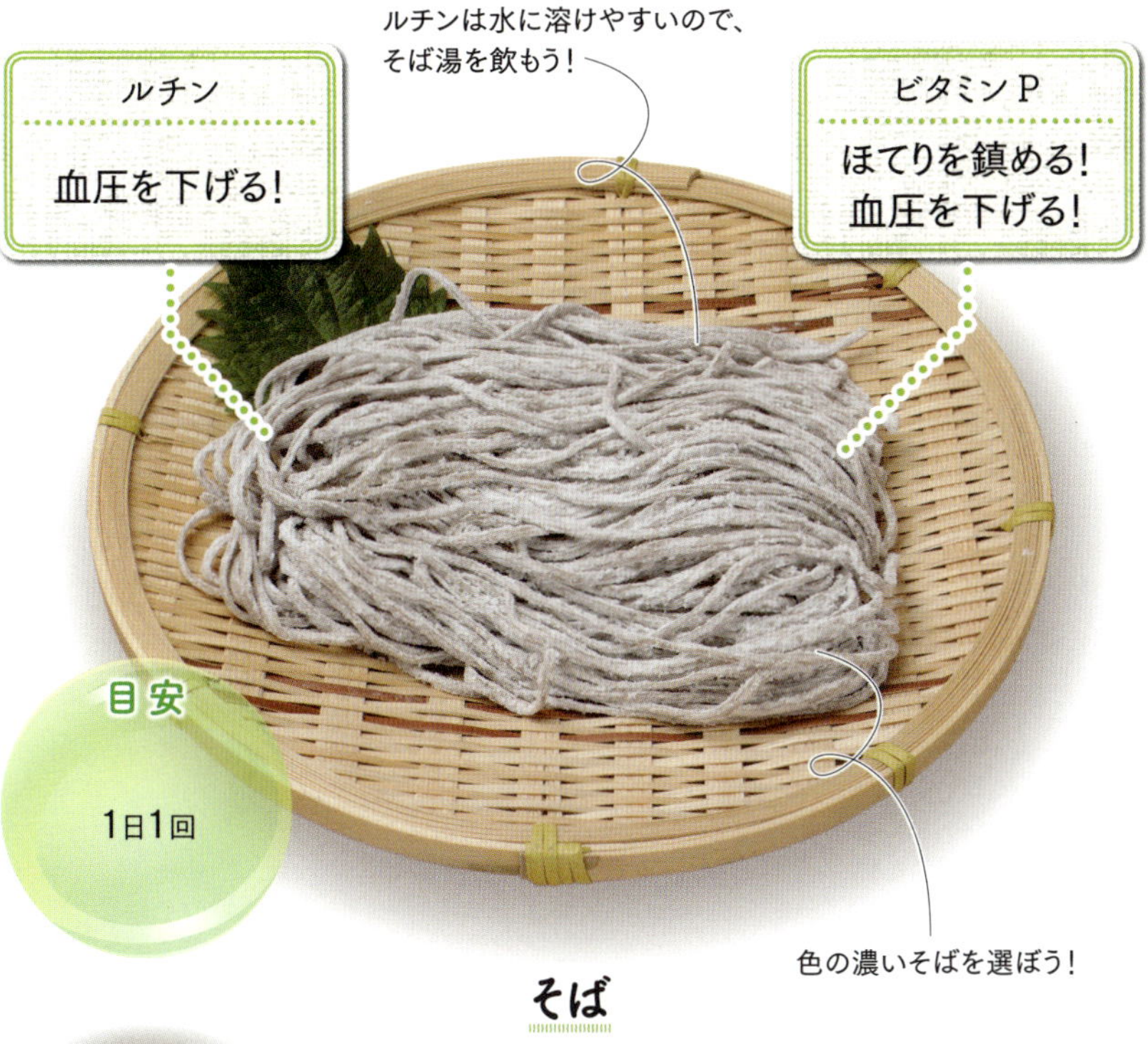
ルチンは水に溶けやすいので、
そば湯を飲もう!
ルチン
血圧を下げる!
ビタミンP
ほてりを鎮める!
血圧を下げる!
目安
1日1回
色の濃いそばを選ぼう!
そば

おすすめの食べ方

- ビタミンCの多い果物(いちご、キウイ、オレンジなど)や野菜(ブロッコリー、かぼちゃ、ほうれん草、ミニトマトなど)を一緒に食べる。

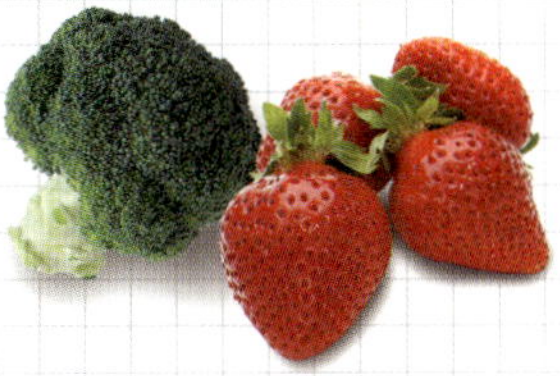

まれています。なので、白いそばより**色の濃いそばを選ぶことが重要**。

ルチンは水に溶けやすいので、ゆで汁に逃げてしまいやすい性質があります。ですから、そば湯を飲むのは理にかなっているのです。

◆更年期の強い味方――「ざるそば」を食べよう

ただ、かけそばでつゆを全部飲むと、塩分の取りすぎになります。塩分のとりすぎは、血圧を上げる原因になるため、気をつけてください。

そばを食べるなら、**おすすめは「ざるそば」**です。

ビタミンPとルチンが、ビタミンCの吸収を助けます。**ビタミンCは若返りに欠かせない栄養素**。そこで、そばと一緒にビタミンCの多い果物（いちご、キウイ、オレンジなど）や野菜（ブロッコリー、かぼちゃ、ほうれん草、ミニトマトなど）を食べると効果的です。

更年期の食事相談を受ける際に、よく聞くのが**食の好みの変化**。その中で、最も多いのが「そば」です。

「急にざるそばが好きになってしまった」

「1日1回はざるそばを食べている」

こういう話を、本当によく聞きます。

ほてりがあるので、かけそばのように温かいそばではなく、「冷たいそばがほしくなる」という人が本当に多いのです。

これは、自然に体が欲してしまうからだと思います。

栄養の偏りが気になる人もいるでしょう。

でも、肉や魚のおかずと一緒に食べれば大丈夫です。そばは、1日1回程度なら食べても構いません。

特に女性は、更年期のつらい症状とつきあううえで、役立つ食材の1つとして上手に活用していきましょう。

3章

「シミ・シワ・たるみ」が消える簡単！　食事術

1日5個のミニトマトで、肌がみるみる若返る

シミひとつない肌でいる秘訣があります。

それは**毎日、ミニトマトを食べる**ことです。

シミの原因は、紫外線を浴びることによって体内に発生する「活性酸素」。シミをなくすには、体内の活性酸素に対抗する「抗酸化力」を高める必要があります。

トマトは、**抗酸化力が最強の食材**です。その秘密は、トマトの赤い色素・リコピンにあります。

リコピンを体に取り入れるには、**真っ赤に完熟したものを選ぶ**のがコツ。日本の大型トマトは、赤く見えてもリコピンが少なめなので、「赤色」のミニトマトを食べるほうがリコピンを豊富に摂取することができるのです。

ベストなタイミングは夕食！　日中に浴びた紫外線のダメージはその日のうちに打ち消してしまいましょう。

毎日食べるなら、ミニトマトのサラダが手軽です。ドレッシングに油を使うと、吸収効率が高まり、リコピンだけでなく、トマトに豊富なベータカロテンの**抗酸化力も相乗効果でパワーアップ**します。

血中リコピン濃度は年齢とともに減ってしまいます。

特に50歳をすぎた人は、必ず油と一緒に食べて、吸収効率をよくしておきましょう。

トマトを食べれば食べるほど若くなる

ミニトマトの若返り効果

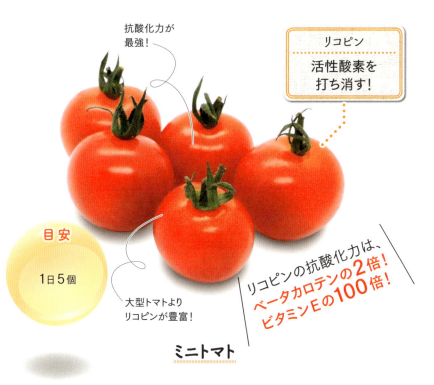

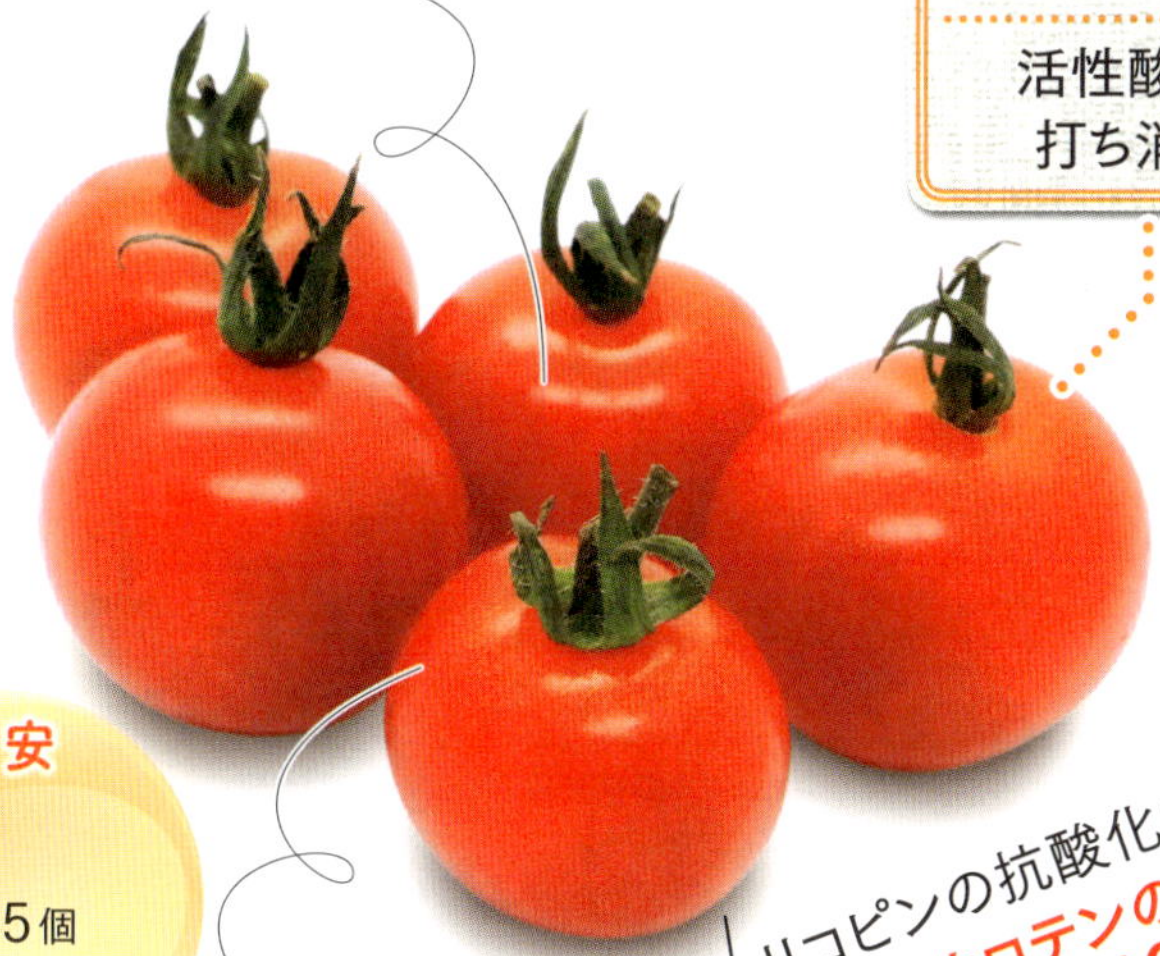
抗酸化力が
最強！
リコピン
活性酸素を
打ち消す！
目安
1日5個
大型トマトより
リコピンが豊富！
リコピンの抗酸化力は、
ベータカロテンの2倍！
ビタミンEの100倍！

ミニトマト

これもおすすめ！

- 毎日食べるなら、ミニトマトサラダがおすすめ！ 油を使ったドレッシングをかけて食べると、リコピンだけでなく、ベータカロテンの吸収効率もアップ！

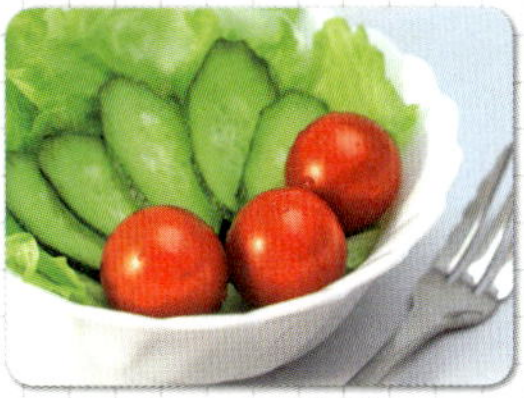

ミニトマトサラダ

02
「アサリ＋トマトのスープ」は最強の「シミ消しスープ」

とっておきの紫外線対策――それは「**アサリたっぷりトマトスープ**」を飲むこと。

日差しが強くなったときにおすすめの簡単料理です。

シミやほくろができる主な原因は紫外線にあります。紫外線を浴びることで体内に生じた活性酸素がシミ、ほくろをつくるのです。シミ・ほくろを消して、これ以上増やさないためには、活性酸素に対抗する抗酸化力を高めるしかありません。

ここで紹介する「アサリたっぷりトマトスープ」は、**活性酸素に対抗する最強のスープ**です。

メイン材料になるトマトに豊富なリコピンは、活性酸素に対抗する抗酸化力が強烈に高い成分。

アサリには鉄が豊富です。鉄分をしっかりとって、活性酸素を消す酵素がしっかり働くことで、活性酸素が除去されます。

重要なのは、殻つきアサリより「**水煮缶のアサリを選ぶ**」こと。水煮缶のほうが、コンパクトに大量の鉄分が補給できるからです。

シミ・ほくろを消したい、増やしたくない人には、イチオシのメニュー。ぜひ食べてみてください。

活性酸素に対抗する最強スープ！

シミ・ほくろ対策はこれでバッチリ！

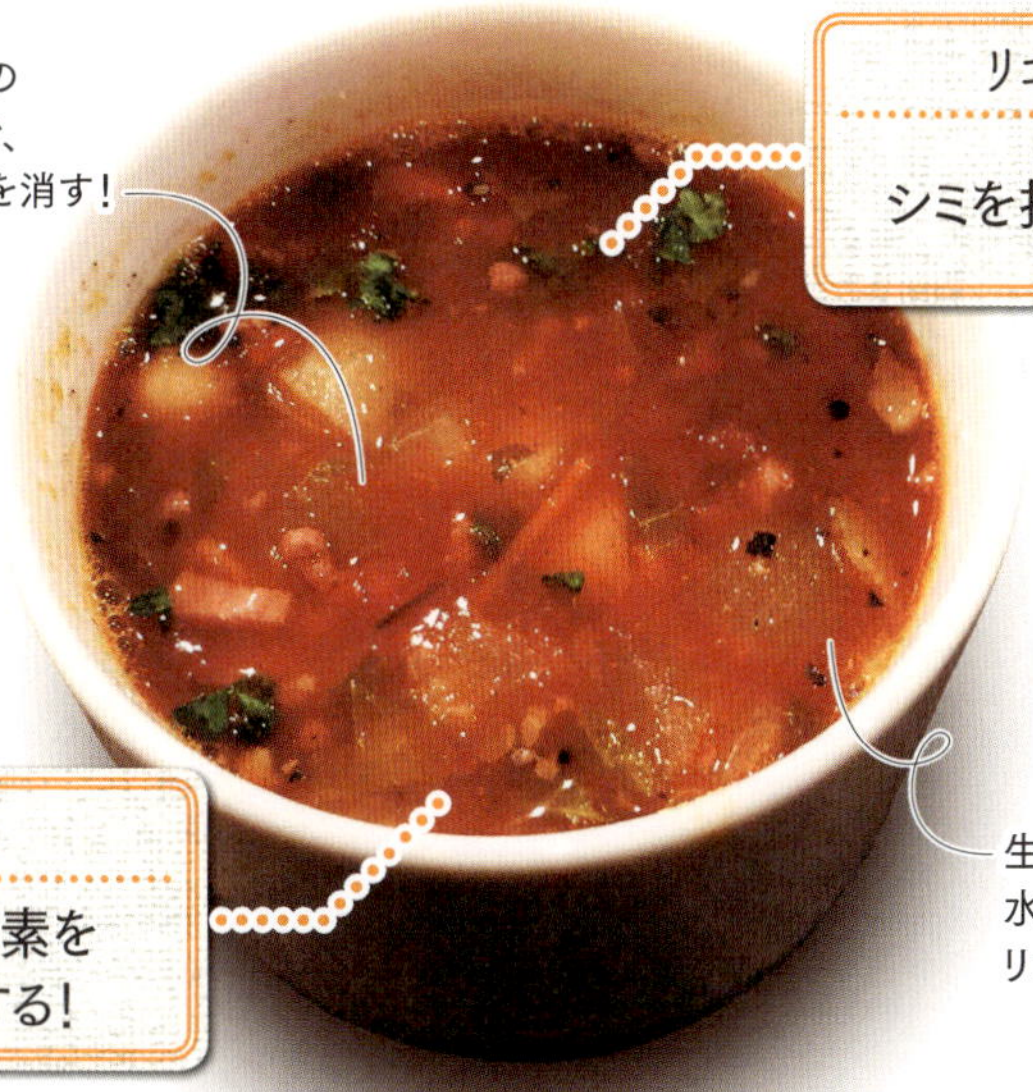
リコピンと鉄の
ダブル効果で、
シミ・ほくろを消す！
リコピン
シミを打ち消す！
鉄
活性酸素を
除去する！
生のトマトより、
水煮缶のほうが
リコピンが豊富！

アサリたっぷりトマトスープ

おいしくつくるコツ

材料（4人前）

トマトの水煮缶……1缶（400g）
アサリの水煮缶……1缶（内容総量180g）※固形量と水分の総量です。
ベーコン……2〜3枚
エクストラヴァージンオリーブオイル……大さじ1
水……1カップ（200cc）
コンソメスープの素……1個

つくり方

① ベーコンを刻み、鍋にオイルを入れて炒める。
② カットしたトマトの水煮、アサリ、水、コンソメスープの素を加え、中火で2〜3分煮る。
③ 塩コショウで味を整えてできあがり！

※写真はイメージです。

03 飲んでもシワができないお酒は「赤ワイン」

よく、「**お酒を飲むとシワができる**」といいますよね。

これは、本当です。その理由は、アルコールの利尿作用で体内の水分が不足し、肌のうるおいがドンドン減ってしまうからです。

その中で**唯一、シワをつくらないのが**「**赤ワイン**」。

赤ワインにだけ、シワを防ぎ、肌を若くする効果があるのは、レスベラトロールという抗酸化物質のおかげ。

赤ワインの赤い色は、レスベラトロールの色です。赤ワインだけが持つ若返りの秘密は、レスベラトロールが豊富だからにほかなりません。

お酒を楽しむことはけっして悪いことではありません。肌の若返りには、**お酒を楽しんでストレスを解消することも大切**です。ストレスが原因でシミができてしまうこともあるほどです。それに、ストレスがたまると余計な食欲が湧いて、太る原因にもなります。

イライラしたり、落ち込んだりすれば、それだけで老け込んで見えるもの。

そんなときこそ、お酒の力を上手に借りて、若返りに活かしましょう。赤ワインを楽しむだけで、気持ちまで明るくなり、**見た目が一気に若返ります**。

お酒を飲むなら「赤ワイン」がおすすめ！

赤ワインの若返り効果

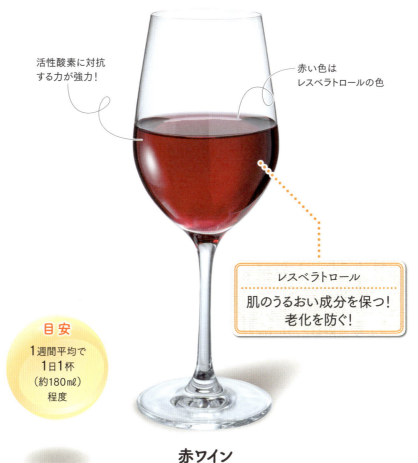

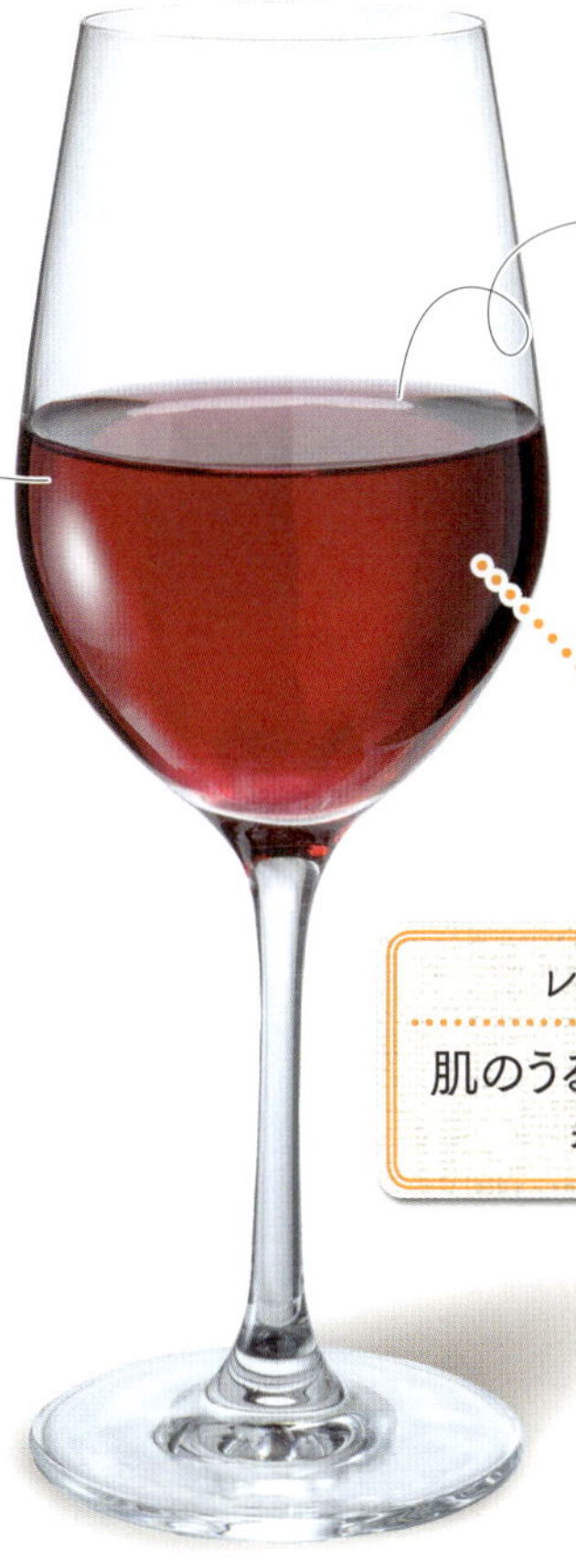
活性酸素に対抗
する力が強力！
赤い色は
レスベラトロールの色
レスベラトロール
肌のうるおい成分を保つ！
老化を防ぐ！
赤ワイン

目安
1週間平均で
1日1杯
（約180㎖）
程度

選び方のコツ

- 赤紫色を選ぶ……レスベラトロールが豊富！
- 辛口を選ぶ……糖分が少なくダイエット向き！

04 気になる目尻の小ジワは「ナスの抗酸化力」で消す

年を重ねるごとに、笑うと気になる目尻の小ジワ――。ナスを皮ごと食べると気にならなくなります。

なぜなら、**ナスは抗酸化力が高く、シワの原因である活性酸素をやっつける**からです。

40歳をすぎると、体に老化を促す活性酸素がドンドンため込まれてしまいます。

肌は、体の中でも活性酸素のダメージを受けやすい部位。シワをつくらない、増やさないためには、「いかに活性酸素を打ち消すか」が肝心なのです。

ナス特有の紫色は「**ナスニン**」という色素です。ナスニンは皮に含まれていて、高い抗酸化力を持っています。ですから、**皮ごと食べることが重要**。

しかも、ナスは約92%が水分。煮る、炒めるなどの調理をすると、カサが減ってたくさん食べられます。

ナスニンは、油と一緒に食べると抗酸化力が高まります。ナスを、肉類、赤ピーマンと一緒に炒めて食べるのがおすすめです。

ナスニンには、**高い抗がん作用**もあります。がんの原因の1つに老化があるので、それを防ぐ意味でも、ナスは欠かせない食材といえます。

シワの原因は「ナス」で打ち消す！

ナスの若返り効果

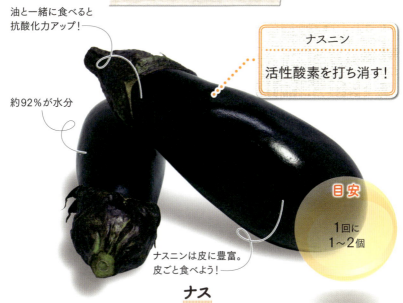

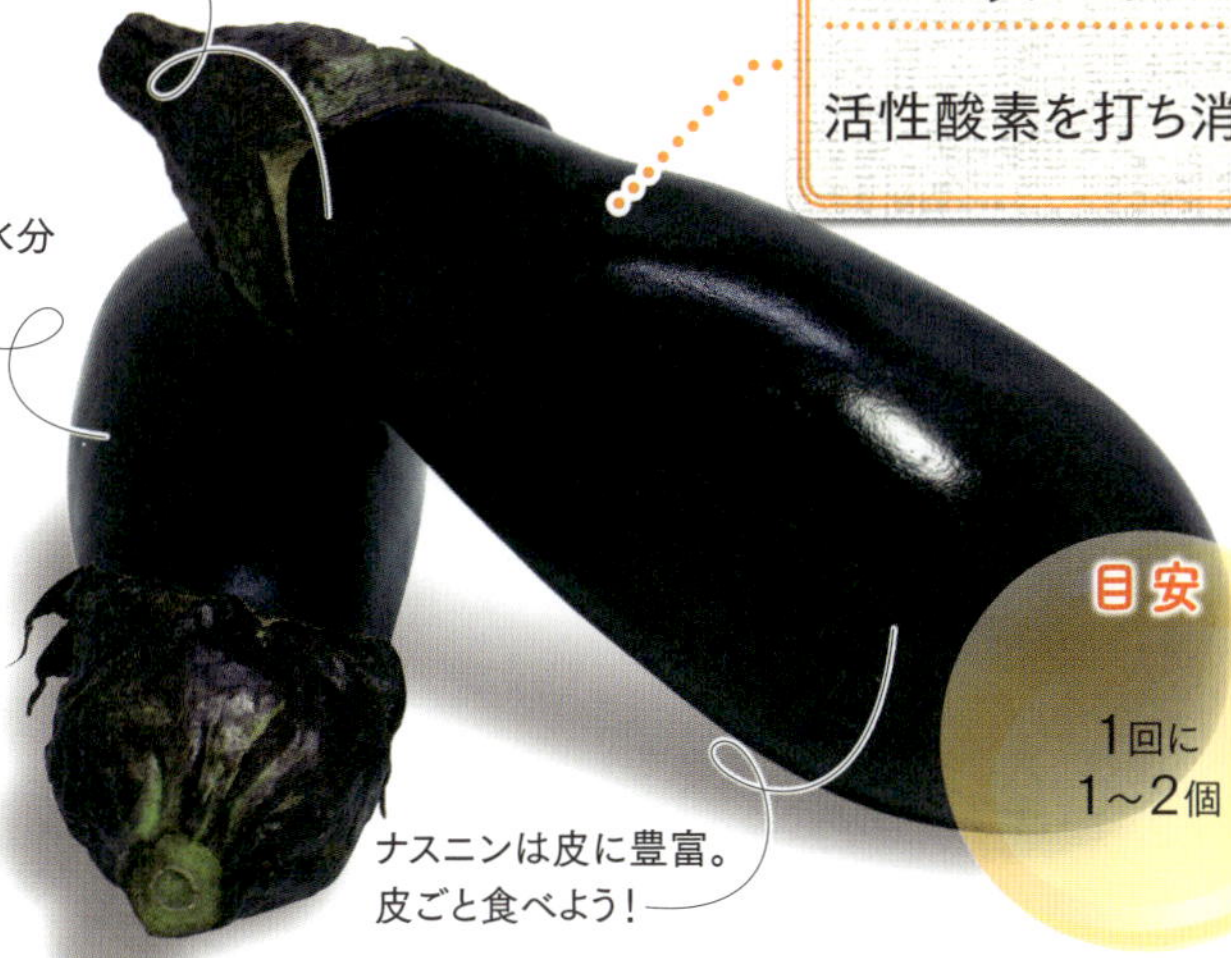
油と一緒に食べると
抗酸化力アップ！
約92％が水分
ナスニン
活性酸素を打ち消す！
目安
1回に
1～2個
ナスニンは皮に豊富。
皮ごと食べよう！

ナス

食べるなら、どっち？

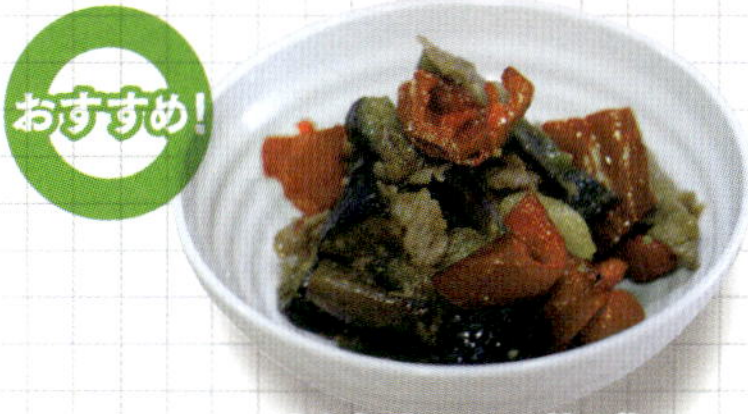
おすすめ！

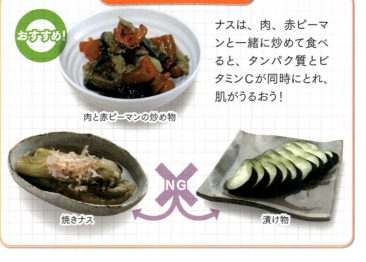

肉と赤ピーマンの炒め物

ナスは、肉、赤ピーマンと一緒に炒めて食べると、タンパク質とビタミンCが同時にとれ、肌がうるおう！

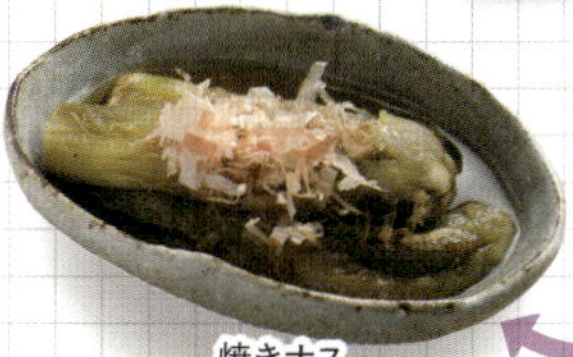

焼きナス

NG

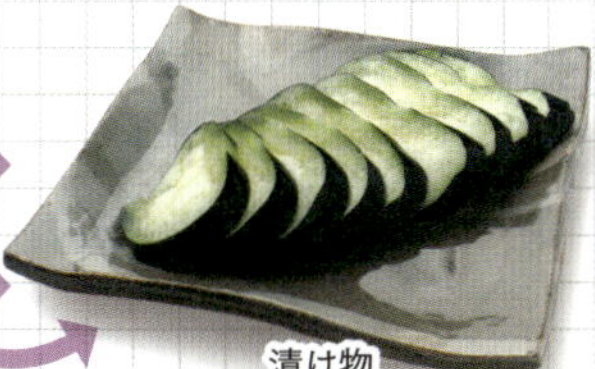

漬け物

05

ゴボウが好きな人は、腸も肌も若くてきれい

40歳をすぎたら、食物繊維がたっぷりの「ゴボウ」を食べて、つねに腸をきれいにしておきましょう。

腸をきれいにすると、肌のうるおい成分や若返りに必要な栄養素の合成が活発になります。肌にうるおいとハリが出て、**シワがきれいに消えていく**のです。

腸がきれいな状態であれば、**女性ホルモンの合成に欠かせないビタミンB_6**がつくられます。女性ホルモンが十分につくられれば、うるおい成分が増えるという、最高の「若返りサイクル」が生まれるのです。

ゴボウには、腸内の有用菌を増やして腸内環境をよくする不溶性食物繊維が豊富。腸にある不要なものをからめ取りながら、体外にするりと排泄してくれます。

つまり、ゴボウには、便秘の解消・改善をして、**下腹ポッコリを凹ませる**効果もあるのです。

食べ方のコツは、**夕食でゴボウサラダを食べる**こと。マヨネーズで和えてあるので脂肪が含まれますが、食物繊維をたっぷりとれるメリットのほうが大きいのです。

ゴボウは食物繊維が豊富なため、自然に噛む回数が増えます。軽めの分量でも満足感はアップするため、食べすぎを防ぐことができます。ぜひ、試してみてください。

ゴボウは、シワをきれいに消す！

腸をきれいにすることが、若さを保つ秘訣！

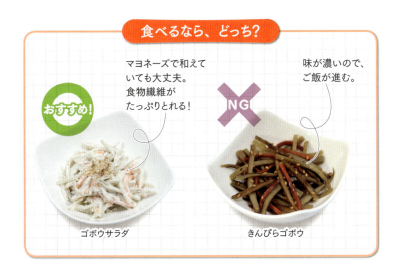

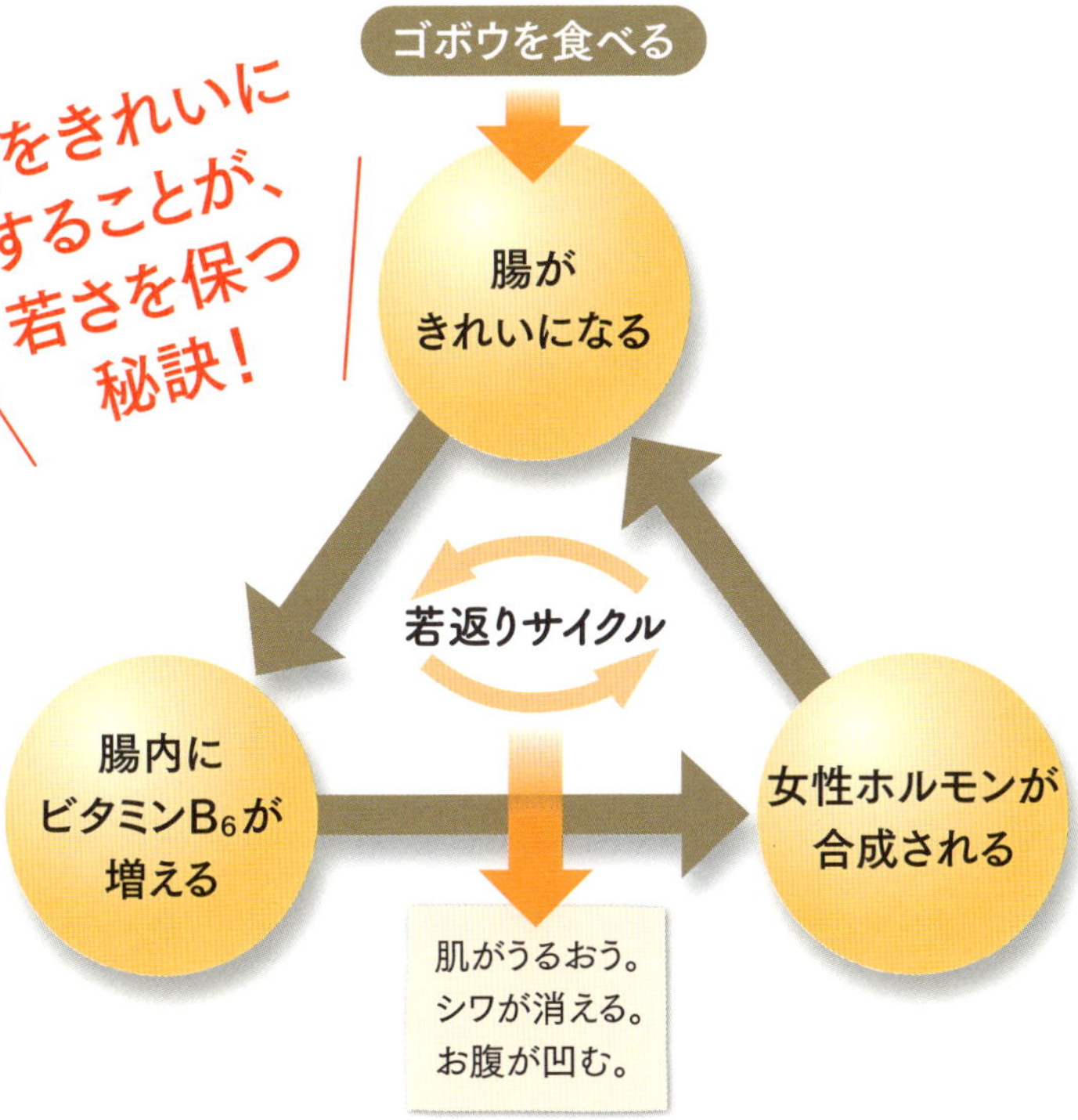

食べるなら、どっち?

マヨネーズで和えていても大丈夫。食物繊維がたっぷりとれる！

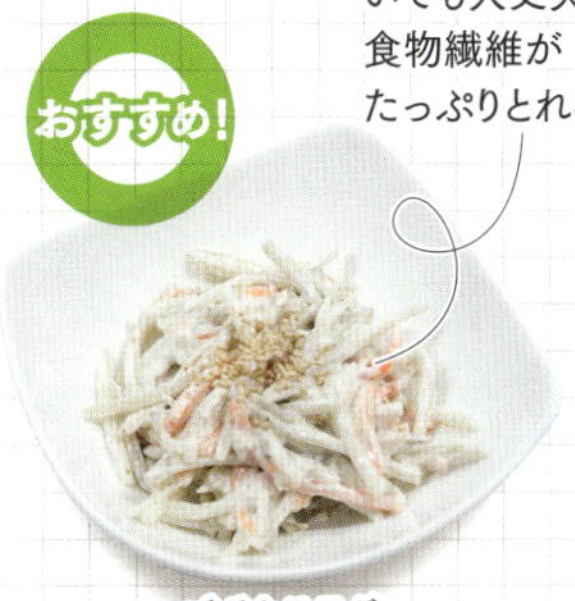

ゴボウサラダ

味が濃いので、ご飯が進む。

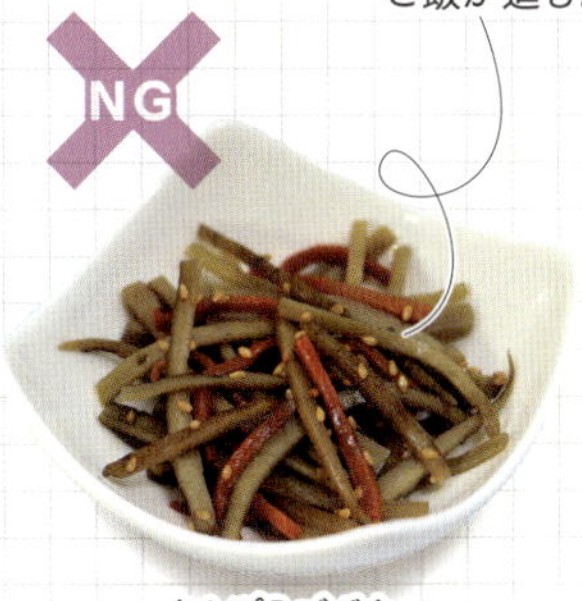

きんぴらゴボウ

06 かぼちゃは、若返りのためのスーパー野菜！

かぼちゃには、若返りに必要な「**ビタミンA・C・E**」が豊富。この3つが同時に含まれている野菜は、かぼちゃしかありません。

ビタミンAとビタミンCは、うるおい成分をつくるために必須の栄養素。

なかでもビタミンAは、**うるおい成分を細胞レベルからつくり出す**ために欠かせません。同時に、**シワをとってくれる**効果もあります。

ビタミンCは、うるおい成分であるコラーゲンを合成するために必要です。**シミを薄くする**効果まであります。

ビタミンEは、体の老化を進める過酸化脂質から細胞を守る働きがあります。まさしく「**若返りのビタミン**」です。そして、毛細血管の血行をよくし、うるおい成分に必要な栄養素を体のすみずみまで届ける重要な役割も持っています。

ビタミンEとビタミンCを一緒にとることで若返り効果が高まります。

しかも、この3つのビタミン類は、老化の原因になる活性酸素に対抗する抗酸化力が高い栄養素。

かぼちゃは、**若返りのためのスーパー野菜**なのです。

トリプルの抗酸化力で若返る！

かぼちゃの若返り効果

ビタミンA
肌をうるおす！

うるおい成分をつくるために必須！

ビタミンC
シミを消す！

一緒にとると若返り効果アップ！

ビタミンE
老化を防ぐ！

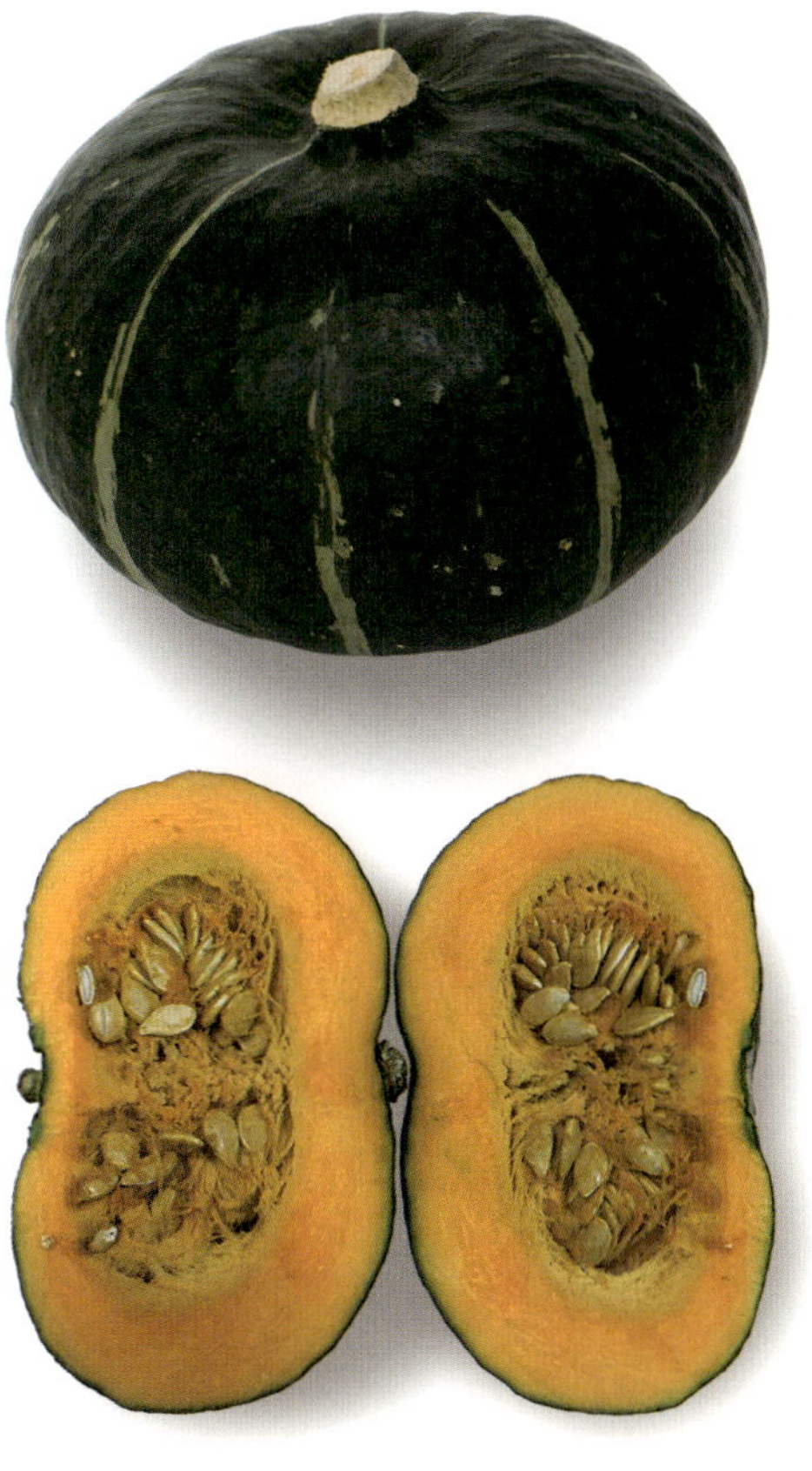

かぼちゃ

3つのビタミンで老化の原因・活性酸素を撃退！

07 かぼちゃは「豚肉巻きで食べる」がベスト

若返りに必要なビタミンが一気にとれる——それが、「**かぼちゃの豚肉巻き**」です。

ビタミンたっぷりなうえに、かぼちゃの甘い味がします。この甘い味がポイント！　なぜなら、**甘味は脳をリラックスさせてくれる**からです。

「とはいえ、かぼちゃは糖質が多くて太るのでは？」

そんな疑問をお持ちの人もいるかもしれませんね。

安心してください。まったく問題ありません。

甘味のあるかぼちゃを食べることで、かえって「甘いおやつを食べたい」気持ちが紛れます。**余計な食欲やカロリーを抑えるダイエット効果**を持っているのです。

このかぼちゃに、豚肉を組み合わせるのは、なぜだかわかりますか？

豚肉には、糖質を分解するビタミンB_1が豊富。しかも、糖質・脂質・タンパク質の代謝に不可欠なナイアシンが多く含まれています。**ダブルでダイエット効果を発揮**するのです。

ナイアシンは、年齢とともに不足しがちな**女性ホルモンを増やすために欠かせない**栄養素。肌のうるおい成分がつくり出されるため、豚肉巻きがベストなのです。

「若返りビタミン」が一気にとれる料理

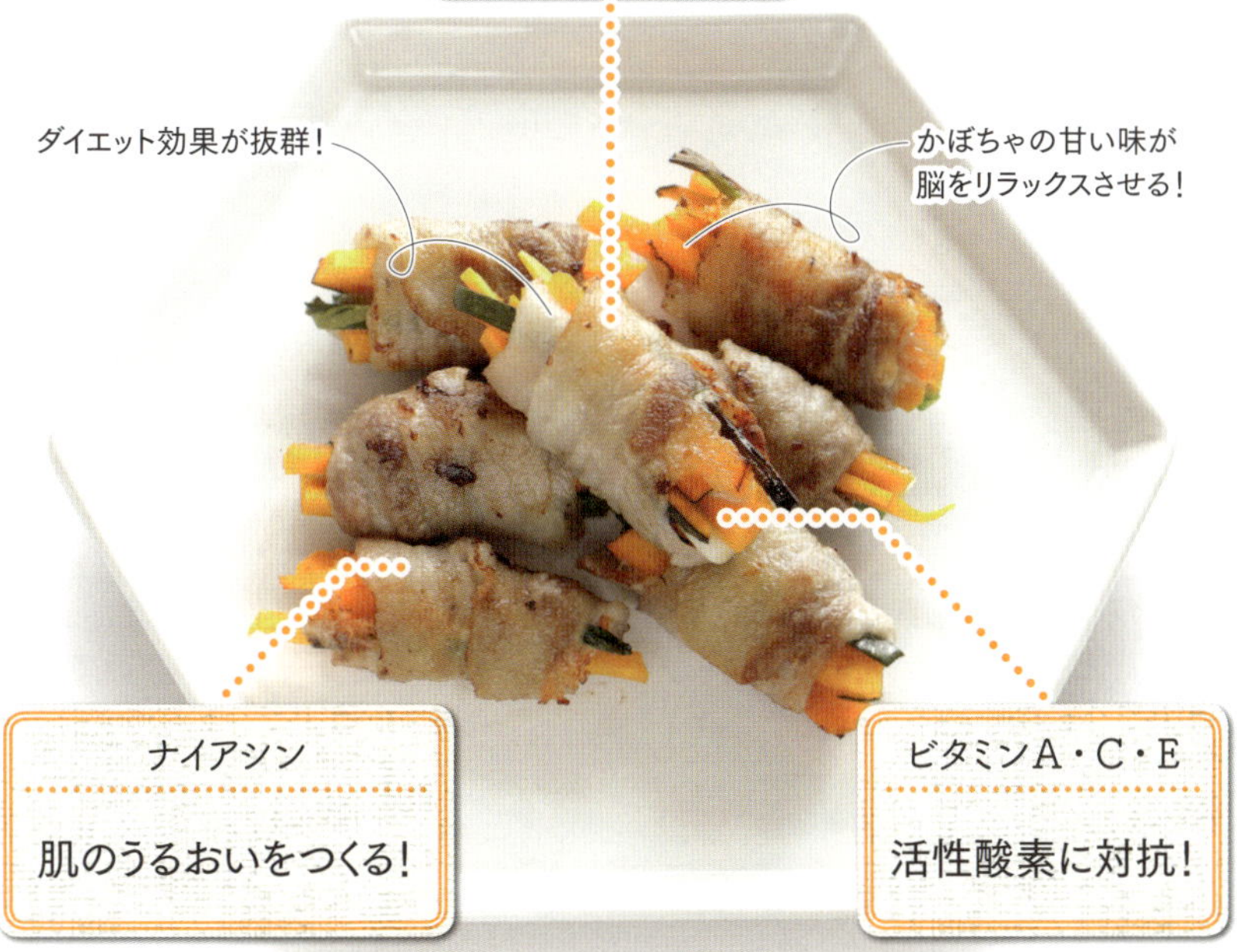
ビタミンB_1
糖質を分解!
ダイエット効果が抜群!
かぼちゃの甘い味が
脳をリラックスさせる!
ナイアシン
肌のうるおいをつくる!
ビタミンA・C・E
活性酸素に対抗!

かぼちゃの豚肉巻き

おいしくつくるコツ

材料(1人前)

かぼちゃの薄切り …… 4、5枚
豚ロース薄切り …… 4、5枚
植物油 …… 大さじ1

つくり方

① かぼちゃ1切れに豚肉を1枚巻き、フライパンで焼く。
② 塩味か甘辛味で味つけをして完成!

※写真はイメージです。

08

「かつおのたたき」は、小顔をつくる「理想の美顔食」

フェイスラインをスッキリさせる秘訣――それは、「**かつおを食べる**」ことです。

かつおの食べ方は「**たたき**」**が最もおすすめ**です。

かつおは、顔のたるみを抑えて、顔を若く見せるためにピッタリな食材。なぜなら、かつおには**顔が若返る栄養素が盛りだくさん**だからです。

かつおは、肌細胞の材料になるタンパク質、肌のハリを取り戻すために必要な女性ホルモンの合成に必要なビタミンB_6、代謝を上げ、肌や髪、爪を若くするヨウ素、顔色をよくするための鉄など、若返り栄養素が豊富。

また、かつおには、**ダイエット効果**もあります。薬味としてショウガやニンニクをつけ合わせるとダイエット効果がさらにアップするので、おすすめです。

ほかにも、かつおに豊富なビタミンB_6と鉄が協力して、**鉄欠乏性貧血を防いでくれます。**

鉄欠乏性貧血は自分では気づかないうちに進行していることがほとんどです。

貧血があると顔色が青黒くなります。チェックしてみてください。そしてぜひ、かつおを食べて貧血を解消し、若返りましょう。

顔のたるみは「かつお」で抑える

「老け顔」が気になりだしたら、これ！

かつおの若返り効果

タンパク質
肌細胞の材料に！

鉄
顔色がよくなる！

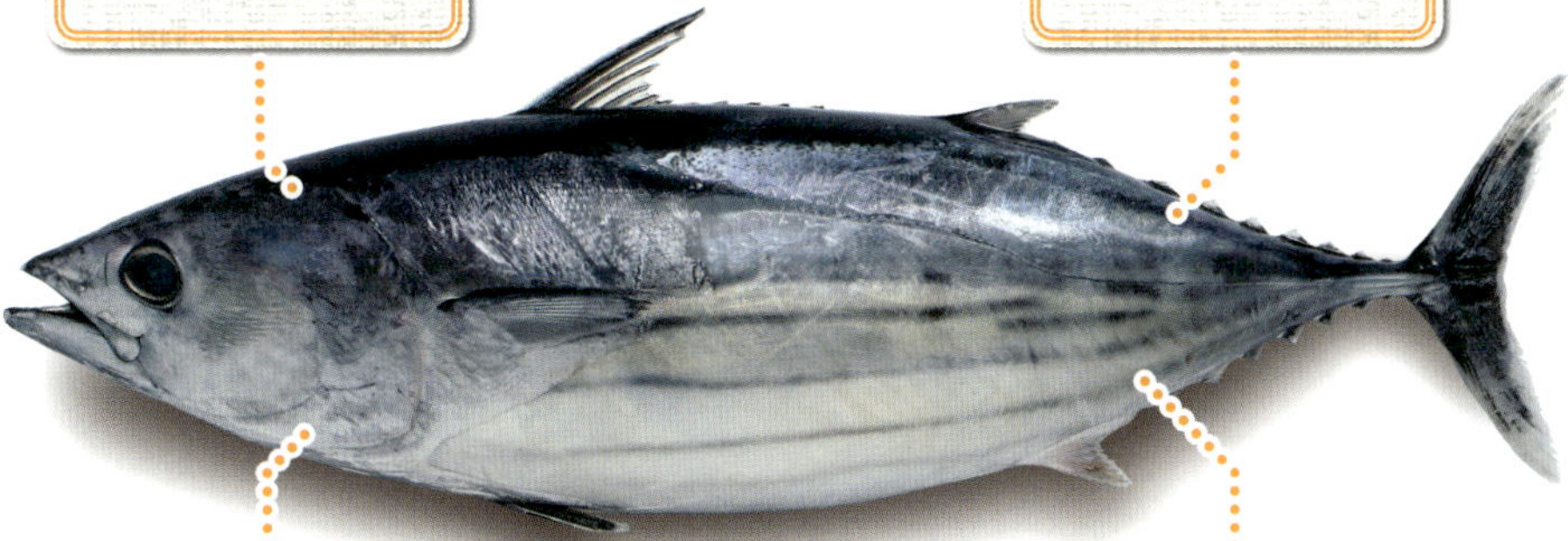

かつお

ビタミンB_6
女性ホルモンの合成に不可欠！

ヨウ素
体をスリムにして若返らせる！

おすすめの食べ方

- ショウガやニンニクと一緒に食べると、ダイエット効果アップ！

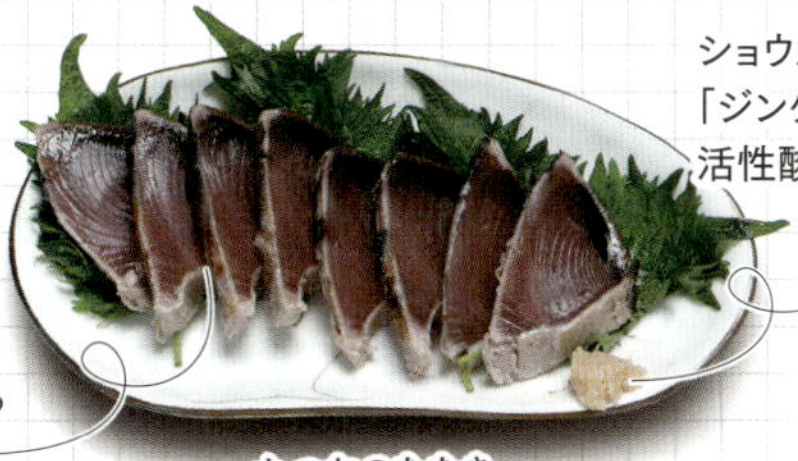

ショウガの「ジンゲロール」は、活性酸素に対抗！

ニンニクの「アリシン」は、糖質を分解する効果をアップ！

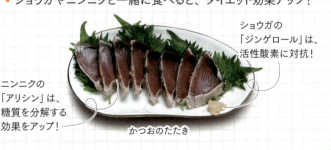

かつおのたたき

09

疲れた顔をシャキッとさせる「簡単！ アスパラ料理」

「疲れた顔」を素早くリフレッシュさせる――そんな魔法のような料理があります。

「グリーンアスパラガスとエビの塩味炒め」です。

エクストラヴァージンオリーブオイルで、斜め細切りにしたグリーンアスパラガスとエビを塩味で炒めただけの簡単料理です。

このメニューが「疲れ顔」「疲れシワ」になるのを防ぎ、**スッキリと若い顔**に戻してくれます。

グリーンアスパラガスには、ベータカロテンが豊富。

体内でベータカロテンが余ったとしても、**体に貯金できます**から、**エビに対してグリーンアスパラガスが2倍の量**を使い、たっぷり食べてください。

体内にたくさん貯蓄されたベータカロテンは、必要に応じてビタミンAに変換され、**活性酸素をドンドン打ち消します**。

さらにグリーンアスパラガスは葉酸が豊富。葉酸の構成成分であるパラアミノ安息香酸は**シワを予防する働き**があります。ですからグリーンアスパラガスを食べることで顔が若返るのです。

エビは低脂肪、低カロリーでタンパク質が豊富です。

「疲れ顔」がスッキリ若返る料理

ダイエットメニューにもぴったり！

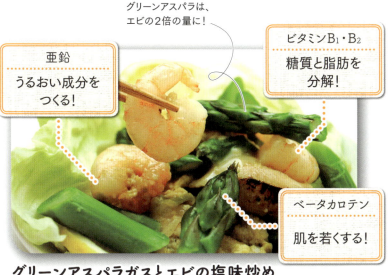

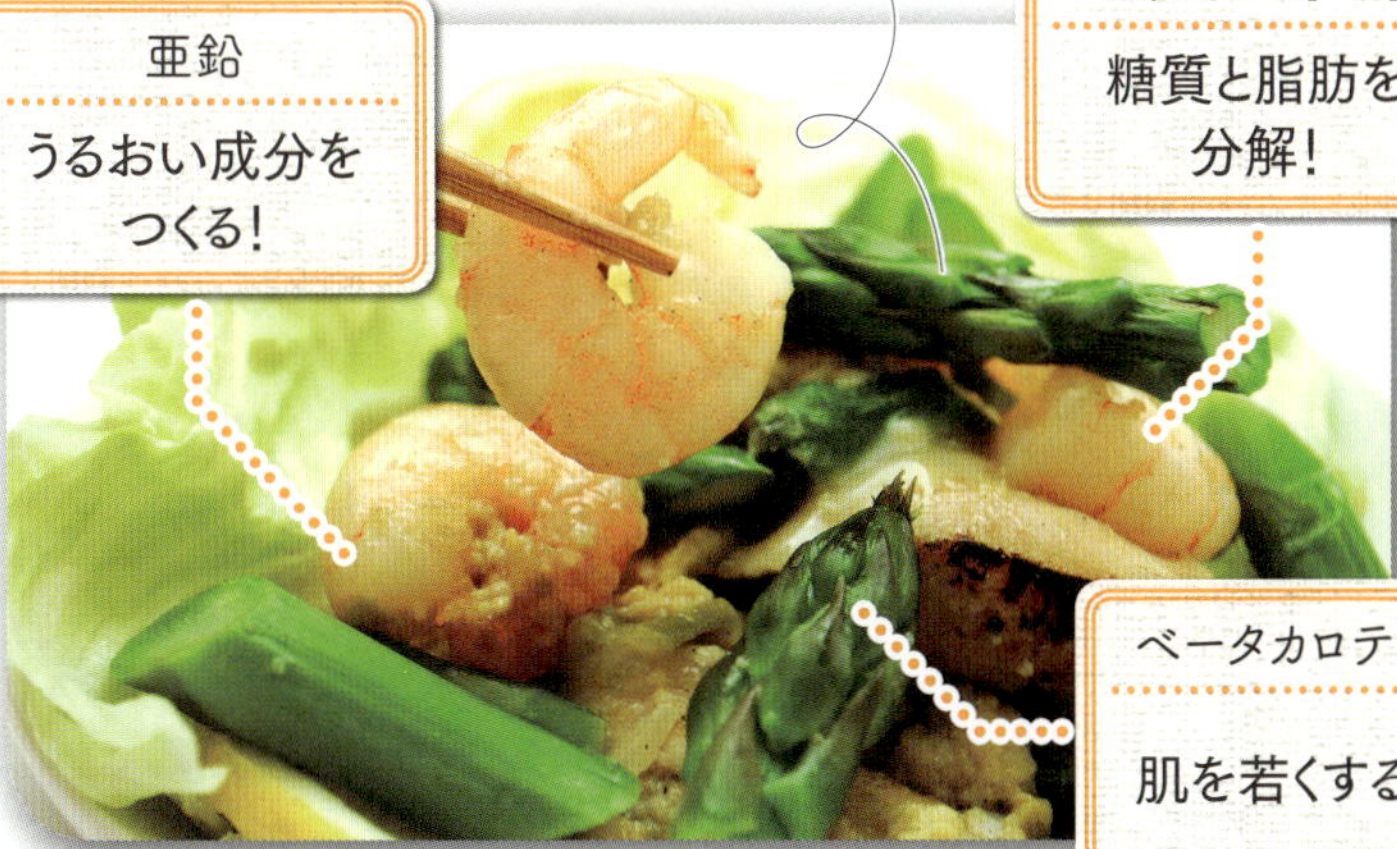

グリーンアスパラは、
エビの2倍の量に！
亜鉛
うるおい成分をつくる！
ビタミンB1・B2
糖質と脂肪を分解！
ベータカロテン
肌を若くする！

グリーンアスパラガスとエビの塩味炒め

おいしくつくるコツ

材料（2人前）

グリーンアスパラガス
……8本（160g程度）
エビ……80～100g程度
エクストラヴァージン
オリーブオイル……大さじ1
塩……少々

つくり方

斜め細切りにしたグリーンアスパラとエビを、エクストラヴァージンオリーブオイルと塩で炒めあわせて完成！

※写真はイメージです。

タンパク質は肌のうるおい成分の材料になります。亜鉛も多いので、**うるおい成分をつくり、維持する**ことに役立ちます。うるおい成分が十分にあると、シワやたるみができません。

しかもエビには、糖質を分解するビタミンB_1、脂肪を燃焼させるビタミンB_2も多く含まれています。体の代謝を活発にして、ダイエットにも向いている食材です。

◆「疲労回復食」としても断然おすすめ！

そもそも、なぜ顔が疲れて見えるのでしょうか？

30歳をすぎると老化が始まるため、**疲れが十分に回復できずに、翌日に持ち越されやすくなる**からです。

特に、お酒やディナーを楽しんだ日は、内臓が疲れています。すると翌日には、げっそりとやつれた顔になってしまうのです。

疲れ顔を防ぐには、疲労回復がスムーズに行なわれるように、食事でサポートする必要があるということ。グリーンアスパラガスとエビの塩味炒めは、**疲労回復食としても優れた一品**です。

グリーンアスパラガスを食べれば食べるほど疲れにくい若い体になります。なぜなら、**スタミナ強化に欠かせないアスパラギン酸が豊富**だから。

アスパラギン酸は、栄養ドリンク剤にも使われているほど疲労回復に絶大な効果を持っています。

しかも、カリウム、マグネシウム、カルシウムを全身に運ぶ作用があります。この3つが不足すると頭痛や肩こり、足のつりを起こしやすくなります。

つまり、グリーンアスパラガスは、体や内臓の疲れをしっかり癒やして体を若返らせてくれるのです。

カロリーの低いダイエットメニューとしても最適です。

アスパラの「若返り力」をアップさせる法

「若返り力」アップのコツ

1 旬のグリーンアスパラガスを使う

春～夏にかけてが旬！ 緑色が濃く、穂先がしまって、まっすぐなものを選ぶ。

2 エクストラヴァージンオリーブオイルで炒める

油と一緒に食べることで、ベータカロテンの吸収効率がアップ！

グリーンアスパラガスの若返り効果

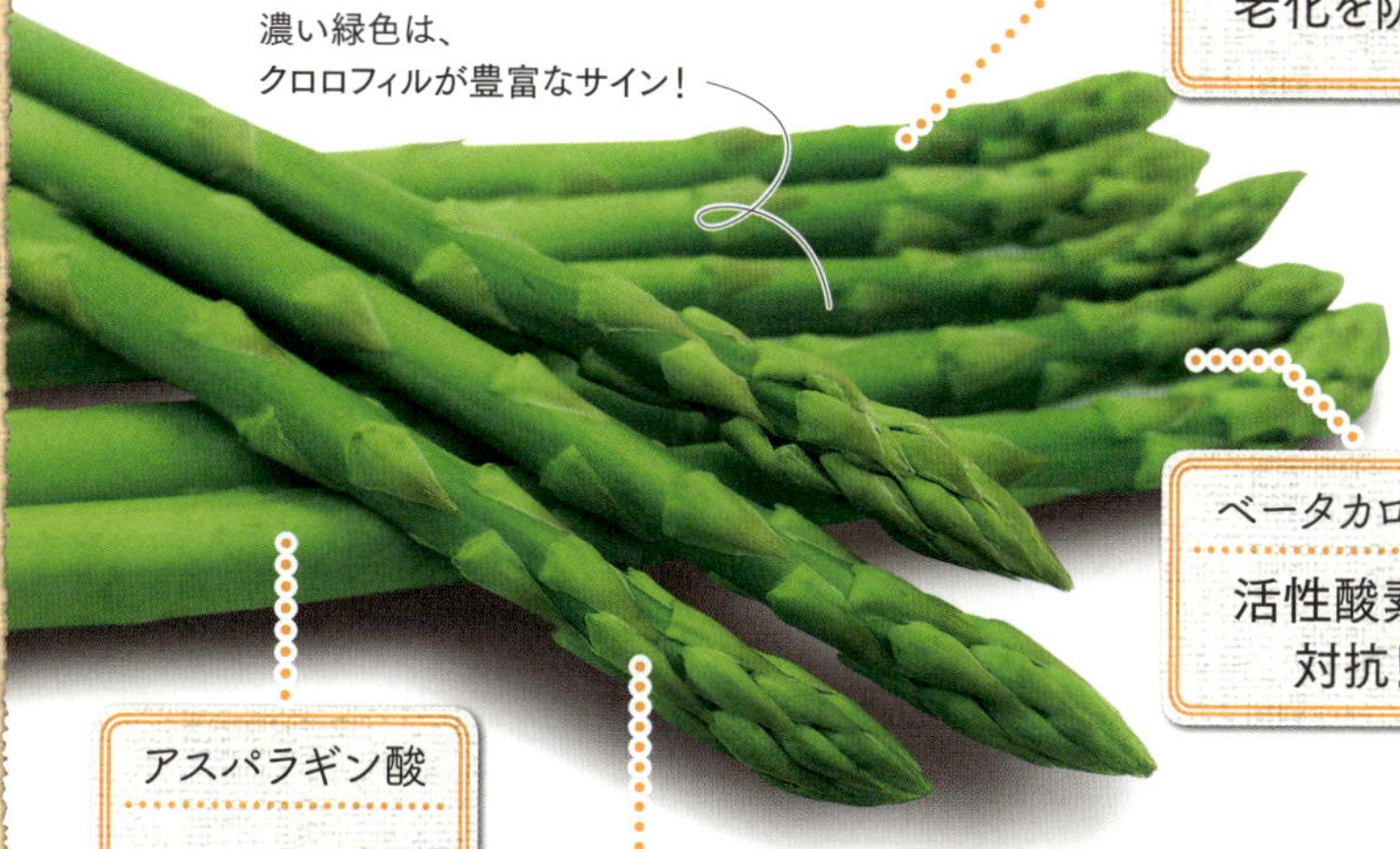

グリーンアスパラガス
濃い緑色は、
クロロフィルが豊富なサイン！
クロロフィル
老化を防ぐ！
ベータカロテン
活性酸素に対抗！
アスパラギン酸
疲労回復！
葉酸
シワを防ぐ！

10

顔のたるみをとるなら「牛肉ピーマン炒め」が速効！

お肉が大好きで野菜が苦手な人が、野菜をおいしく食べられる料理があります。

しかも、あごのラインがたるんで、ふっくらした顔の輪郭をシャープにしてくれるスグレモノです。

そんな夢のような料理が、「牛肉ピーマン炒め」です。牛肉ピーマン炒めとは、牛ロース肉と緑ピーマンを炒めただけの簡単料理。しかし、これが**顔のたるみ対策に大きな効果**をもたらすのです。

なぜ、あごのラインや頬のまわりが丸くなって「たるんで」くるのでしょう。

40歳をすぎると顔のうるおい成分が急激に減ってくるからです。肌のハリは、うるおい成分が支えています。

逆にいえば、**うるおい成分を補ってくれる食事をすれば、たるみは防げる**ということです。

◆肌のハリとうるおいが、一気によみがえる食べ方

うるおい成分をつくるためには、動物性タンパク質が欠かせません。さらには、ヘム鉄、亜鉛が必要です。これらの栄養素をまとめて全部持っているのが牛肉です。

牛肉は「**赤身のロースを選ぶ**」ことがポイント。

顔の輪郭がシャープになる料理

肌のハリとうるおいがよみがえり、顔もスッキリ！

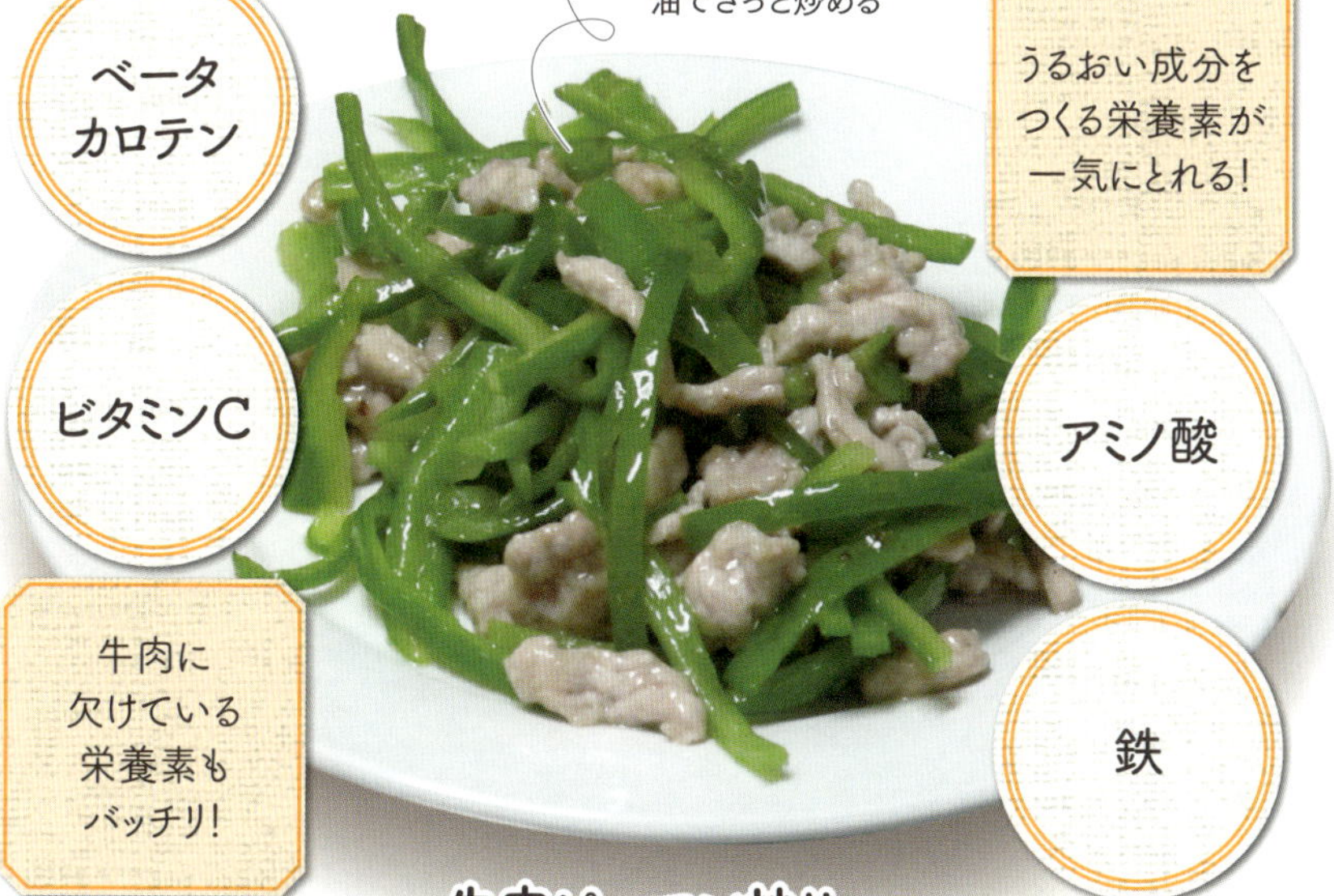
ビタミンCは
熱に弱いため、
油でさっと炒める
ベータ
カロテン
ビタミンC
牛肉に
欠けている
栄養素も
バッチリ！
うるおい成分を
つくる栄養素が
一気にとれる！
アミノ酸
鉄
亜鉛
牛肉ピーマン炒め

「若返り力」アップのコツ

1 牛肉は、赤身のロースを選ぶ！
余分な脂肪をとらず、鉄分がとれる。

2 ピーマンは、牛肉の2倍の量に！
ピーマンに豊富なビタミンCは消耗が激しいため。

牛肉に含まれるコレステロールは、肌の水分を逃がさない働きをします。亜鉛は、肌のハリ・うるおい成分をつくるために欠かせない栄養素。

じつは、**亜鉛が豊富な食品は案外少ない**のです。その亜鉛がしっかりとれるのですから、それだけでも牛肉を食べる価値はあります。

緑ピーマンには、牛肉に欠けている栄養素がバッチリ入っています。

第一に、体内でビタミンAに変わるベータカロテンが豊富。また、肌のうるおい成分を合成するために必要なビタミンCも含まれています。

ベータカロテンは、油と一緒に食べると吸収がよくなります。逆に、ビタミンCは熱に弱い性質があります。**油でさっと炒めるのがおすすめ**です。緑ピーマンは、ナマでも食べられる野菜なので、手早く炒めましょう。

おいしくつくるコツ

牛肉ピーマン炒め

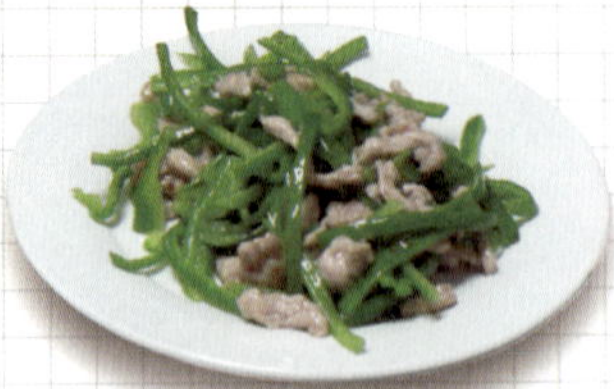

材料(2人前)

牛肉 …… 80g程度

緑ピーマン …… 7、8個(150g以上)

植物油 …… 大さじ1

つくり方

牛肉、ピーマンを油でさっと炒めあわせ、塩コショウで味つけしたら、できあがり!

4章

おいしく食べて「肌と顔のトラブル」解消！

01 「キャベツ」は、世界一簡単な肌荒れの特効薬！

肌荒れを防ぐ簡単な方法は、キャベツを食べること。

キャベツは**約96%が水分なので、食べても食べても太りません**。積極的に食べると、**ムダな食欲を打ち消す**ことができるため、ダイエット効果も抜群です。

キャベツは食物繊維が豊富ですから、**便秘を解消し、腸内環境を整えるうえで有効な食材**。

腸内環境がよくなれば、腸内で合成されるビタミンB群のほとんどがつくり出されます。ビタミンB群の仲間たちは糖質や脂質を分解し、肌の老化にストップをかけ、湿疹やアレルギー性の**肌荒れを防ぐ**のです。

肌荒れは、ストレスが原因で起こることもあります。

じつはキャベツには、ストレスに対抗する力を持つビタミンCも豊富。**食物繊維とビタミンCのダブル効果で肌を若返らせてくれる**のです。

ビタミンCはシミを薄くし、肌のうるおい成分であるコラーゲンを合成するために欠かせない栄養素。

ただ、ビタミンCは熱に弱いため、**キャベツは「ナマ」で食べるのが一番**。ノンオイルではなく、普通のドレッシングを使って食べてください。ノンオイルドレッシングは、糖分が多いため避けましょう。

肌の若返りには「キャベツ」！

キャベツが効果的な３つの理由

1、食べすぎを防ぐ。

2、腸内環境をよくする。

3、ストレスに対抗する。

キャベツの若返り効果

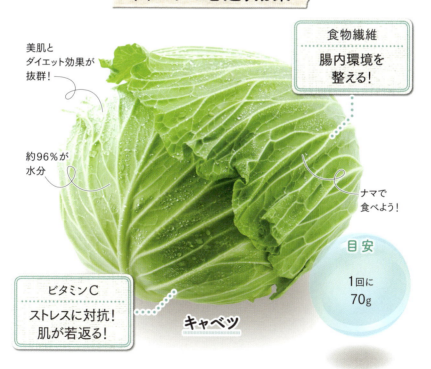

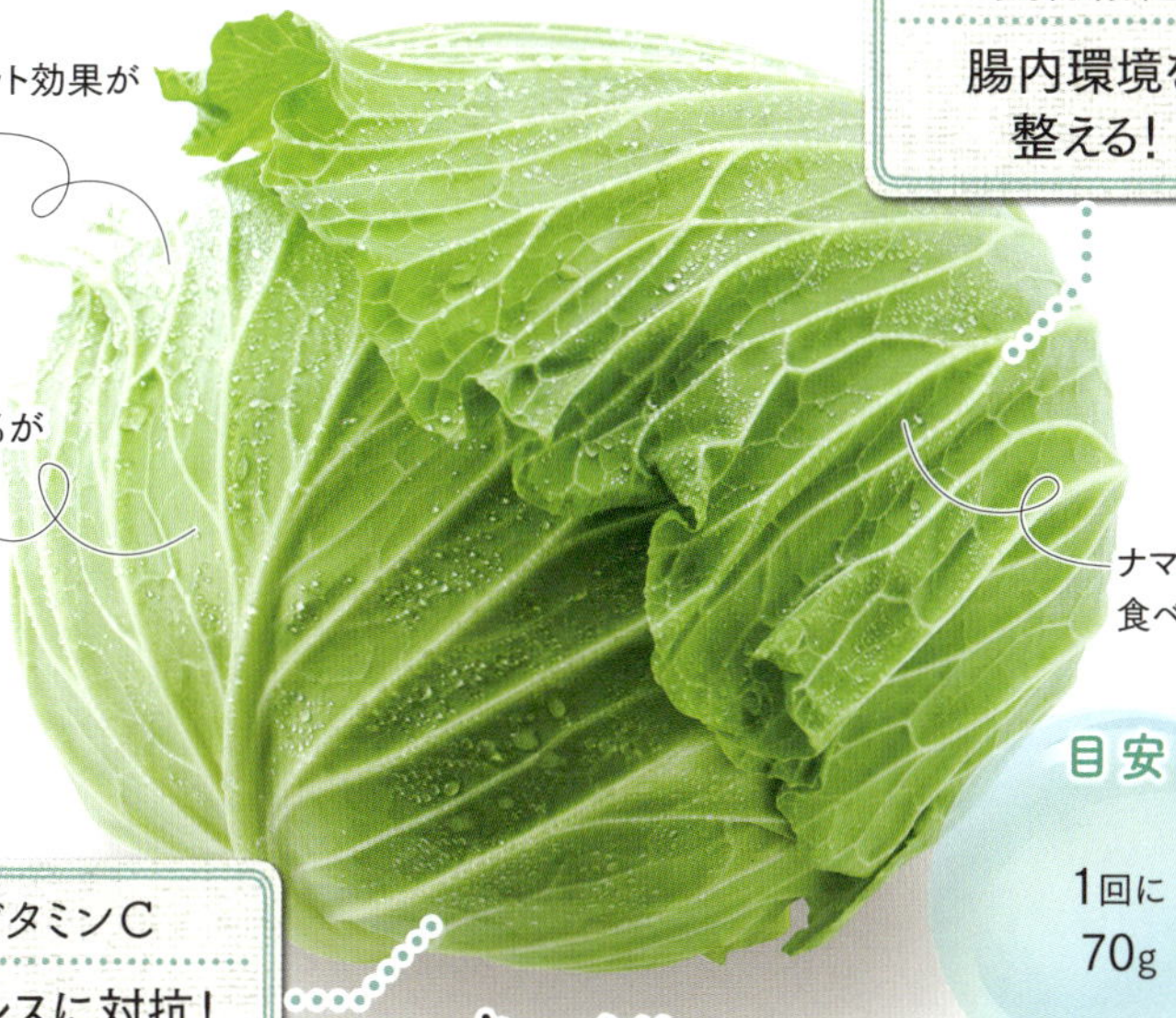
美肌と
ダイエット効果が
抜群！
約96％が
水分
食物繊維
腸内環境を
整える！
ナマで
食べよう！
ビタミンC
ストレスに対抗！
肌が若返る！
キャベツ
目安
1回に
70g

02

「うるおい肌」には、絶対欠かせない脂質とは？

そもそも、なぜ年をとると、肌が乾燥しやすくなり、うるおいを失ってしまうのでしょうか？

その原因は、40歳頃から肌の新陳代謝が落ちるから。肌の表面には、角質層という細胞の層があります。角質層には水分が含まれています。この**角質層の水分こそが、肌のうるおいの正体**です。

ところが困ったことに、この水分は蒸発しやすい、という欠点があります。

角質層には細胞と細胞の隙間をうめる「セラミド」という脂質があります。特筆すべきは、セラミドには、角質層にある水分が蒸発するのを防ぐ働きがあること。

つまり、**うるおい肌をキープするためには、セラミドが絶対に欠かせない**のです。

ところが40歳頃から肌の新陳代謝が落ち始め、50歳になるとセラミドの量が、20歳の頃に比べて、およそ半分に減ってしまいます。

40歳をすぎると、肌からうるおいがドンドン失われるのは、そのためです。

だから、うるおい肌をキープするためには、**食事でセラミドを補給すればいい**のです。

肌のうるおいを保つ「セラミド」って何？

セラミドはここで活躍！

1、お肌のうるおいをキープ！

2、外部からの刺激をブロック！

正常肌

セラミドが、水分量の半分を占めている！

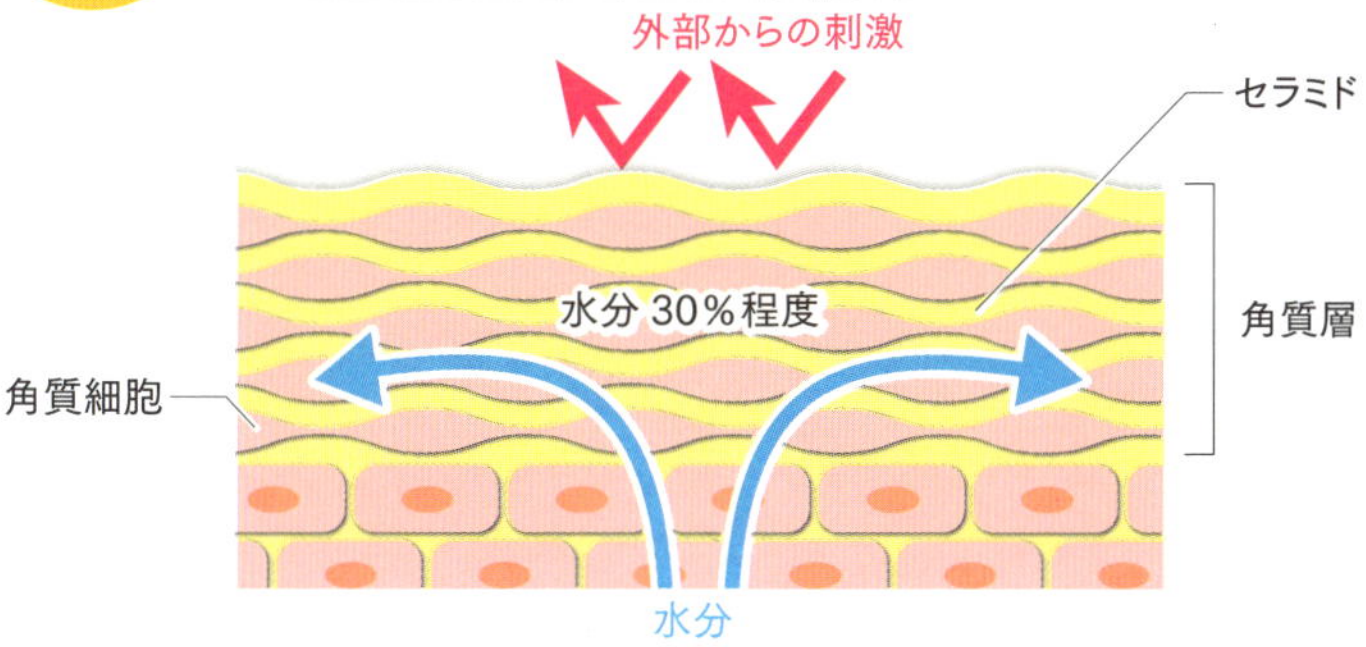

乾燥肌

50歳になると、セラミドが20歳時の半分に減ってしまう！

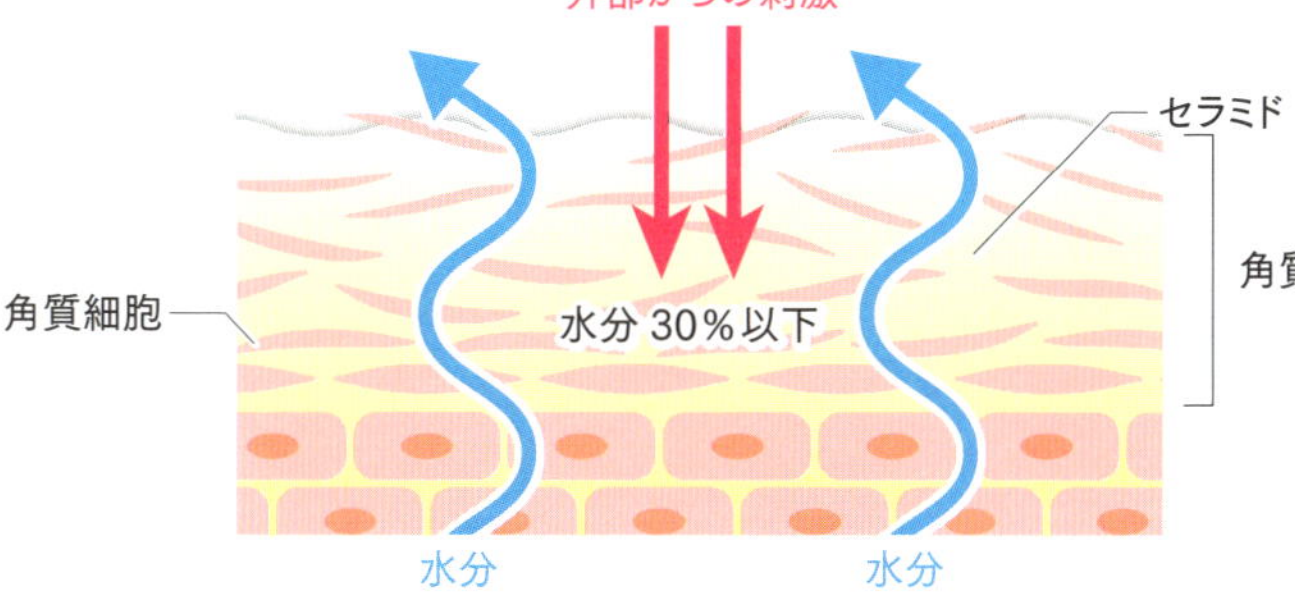

03 週1回のコンニャクで「うるおい肌」をキープ

「うるおい肌」をキープしたい――それなら、コンニャクをたっぷり食べましょう。

それだけで、何かと乾燥しがちな肌が、ピチピチしたうるおいたっぷりの肌に生まれ変わるのです。

コンニャクは、セラミドを補給するのに最適な食材。コンニャクにはセラミドの原料になるグリコシルセラミドがたっぷり含まれているからです。

板コンニャクでも糸コンニャクでも構いません。

ただし、「**なるだけ黒い色**」「**原材料は生いも**」のものを選んでください。グリコシルセラミドが多く含まれています。

食べる量は、**1週間で約300グラム**（**1袋**）**程度**が目安。田楽や、コンニャクステーキにすれば、一度に1丁（1袋）を食べることができます。

コンニャクは低カロリーのため、たくさん食べても太りません。うるおいたっぷりの肌になるだけでなく、ダイエット効果も大きい点は、女性の心強い味方です。

肌だけでなく体型も若くなる――。

そのためにも、3カ月間を目標に、「**週1回、夕食でコンニャクを食べる**」を習慣にしてみてください。

コンニャクは「黒いもの」を選ぼう!

低カロリーなので、たくさん食べても太らない!

コンニャクの若返り効果

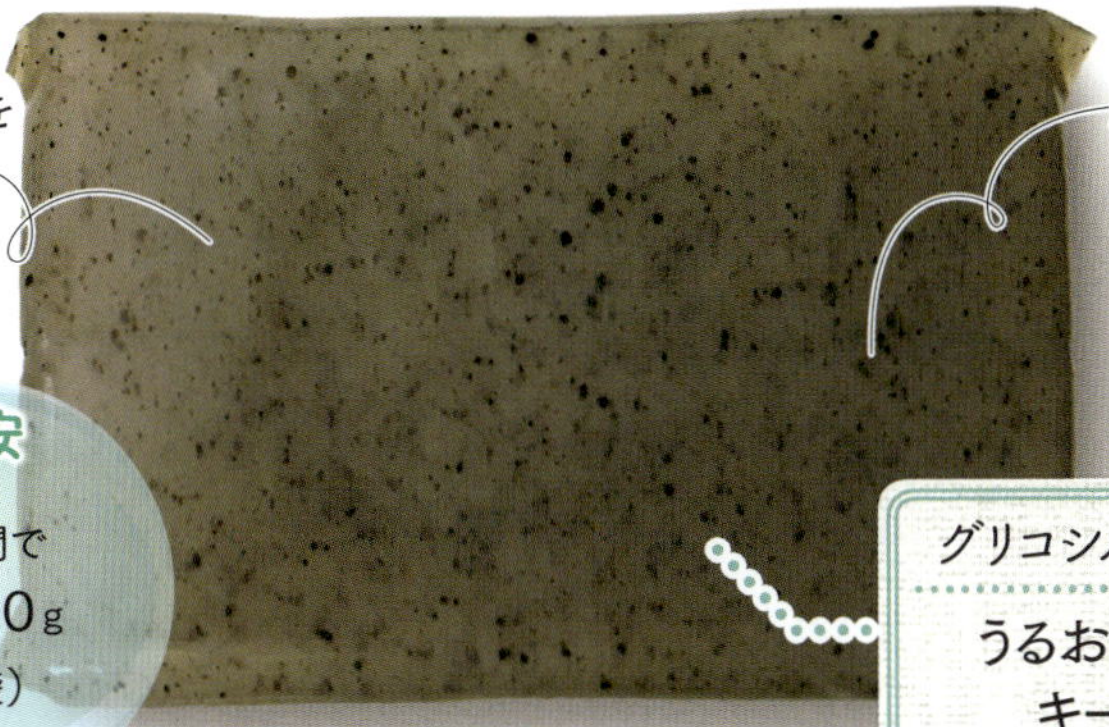

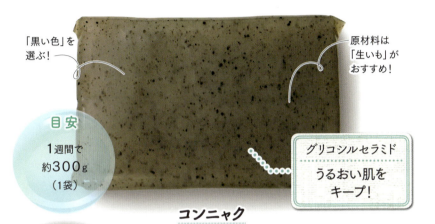

「黒い色」を選ぶ!

原材料は「生いも」がおすすめ!

目安
1週間で約300g
(1袋)

グリコシルセラミド
うるおい肌をキープ!

コンニャク

おすすめの食べ方

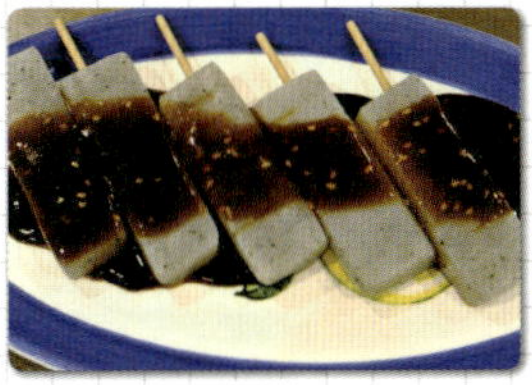
田楽

- コンニャクをゆでて、味噌を塗って食べましょう。

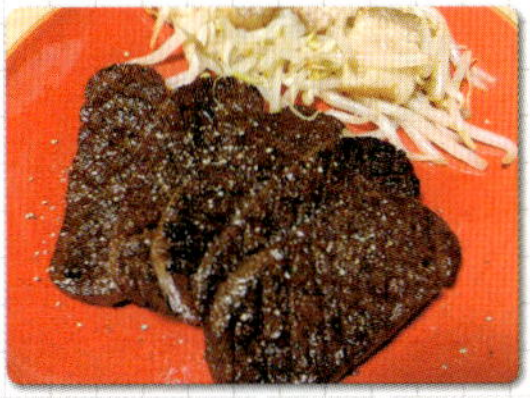
コンニャクステーキ

- 板コンニャクをフライパンで焼く。
- 「塩コショウ味」「塩コショウ＋七味唐辛子味」「おろしニンニク＋しょうゆ＋食べるラー油」などでどうぞ。

04 冬の乾燥肌には、「1日1個のみかん」が効く

冬の乾燥した空気から肌を守る法——それは、1日1個みかんを食べることです。

冬になると手や唇がカサカサになるなど、肌が乾燥して硬くなります。これは冬の乾燥した空気が、**肌の角質層の水分を蒸発させてしまう**からです。

そんな「冬の乾燥地獄」からあなたを守り、ピチピチ肌にしてくれる食材が、冬の果物・みかんです。

みかんが乾燥に抜群の強さを発揮する秘密は、その色素「**ベータクリプトキサンチン**」にあります。必要に応じて、体内で、**角質層の水分を守るうえで必須**のビタミンAに変わるのです。

みかんをおすすめする理由は、あらゆる食品の中で、ベータクリプトキサンチンが一番豊富だから。たとえば、同じ柑橘系の果物で比べてみると、みかんは**オレンジより約19倍もベータクリプトキサンチンの量が多い**のです。

みかんは、**ナマで食べるのが一番**です。

缶詰の場合、みかん1個と同じ量で、ベータクリプトキサンチンが約3分の1に減ってしまうのです。

食べる量は、1日1個を毎日、あるいは、週に5個ぐらいが目安です。

冬は「みかん」で若くなる！

みかんの若返り効果

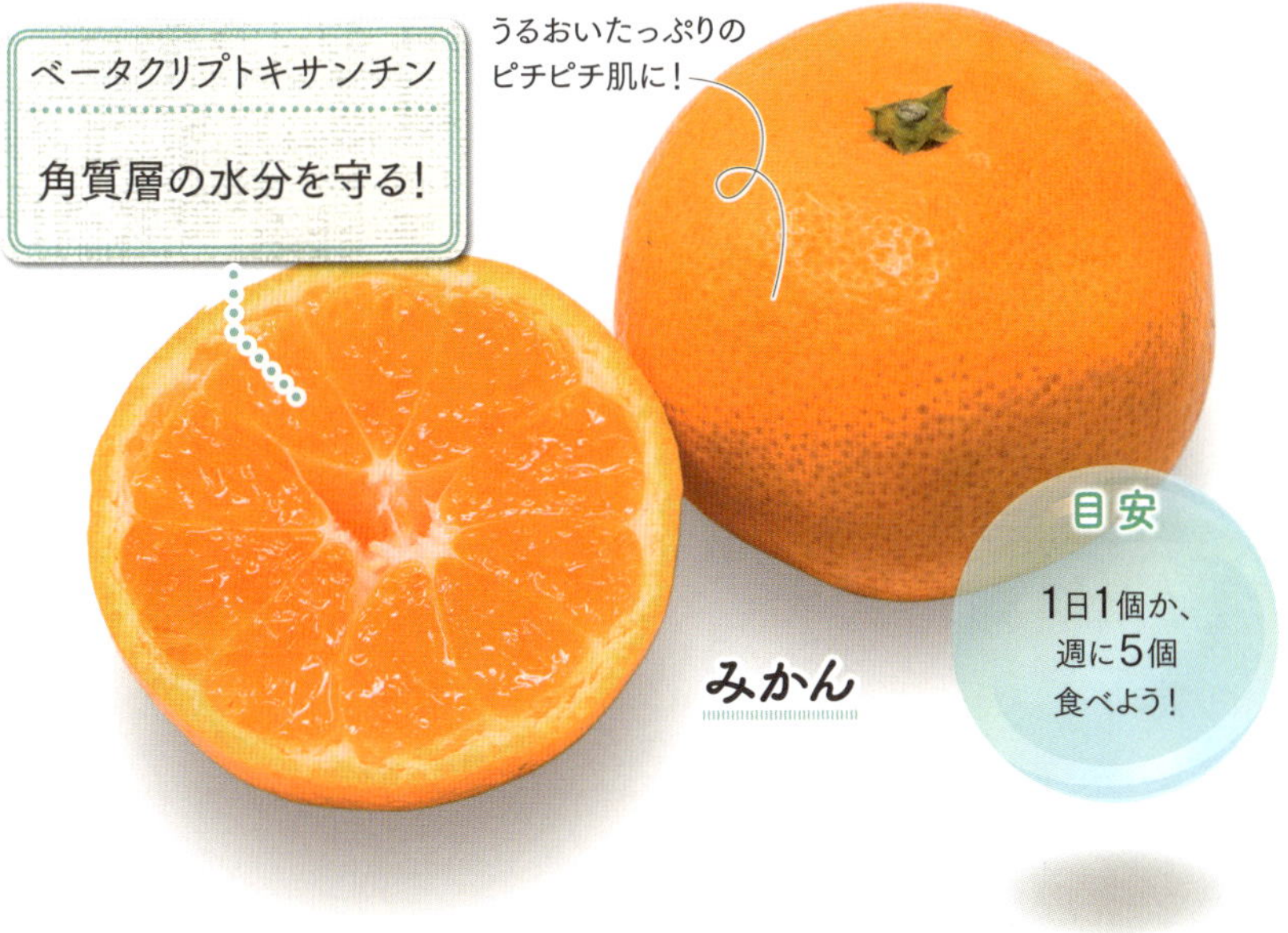
ベータクリプトキサンチン
角質層の水分を守る！
うるおいたっぷりの
ピチピチ肌に！
みかん
目安
1日1個か、
週に5個
食べよう！

ベータクリプトキサンチン含有量

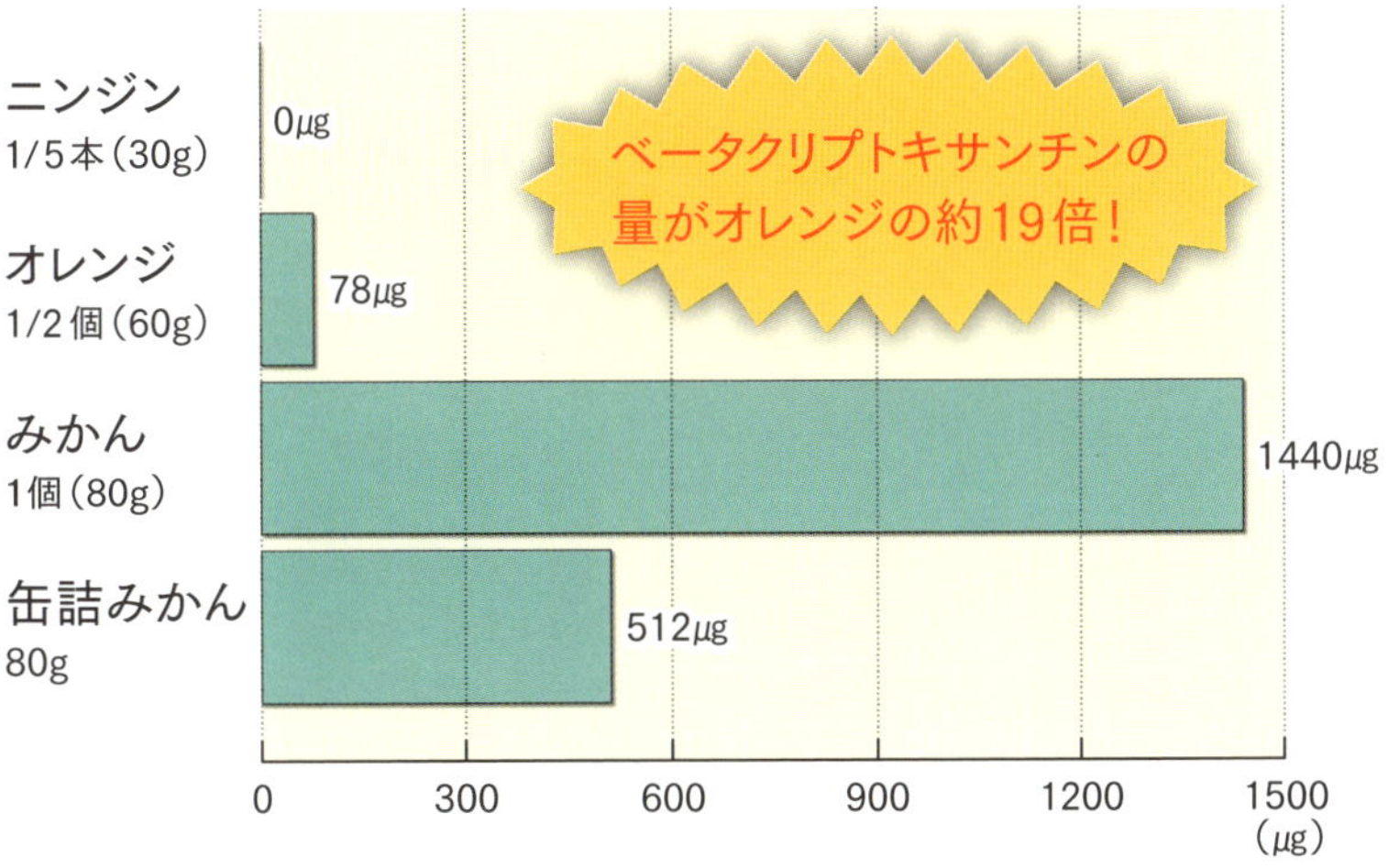
ニンジン
1/5本（30g）
0μg
オレンジ
1/2個（60g）
78μg
みかん
1個（80g）
1440μg
缶詰みかん
80g
512μg
ベータクリプトキサンチンの
量がオレンジの約19倍！
0
300
600
900
1200
1500
（μg）

05 「みかんジュースを飲む」だけで肌がうるおう

みかんを箱買いして、毎日欠かさず食べる人は、間違いなく見た目が若いといえます。これは、**買い置きをしてみかんを切らさないことに秘訣がある**からです。

もし食べきれない場合は、皮つきのまま丸ごと冷凍しましょう。冷凍みかんは、冬の室内であれば20分ほどで自然解凍できます。

お湯につける、あるいは、レンジで30～40秒温めて、半解凍の状態で食べてもいいですね。シャーベット感覚でおいしく食べられます。もちろん、ベータクリプトキサンチンの成分が失われることはありませんので、安心してください。

みかんがない季節には、**みかんジュース**（濃縮還元果汁１００％）で代用できます。量はコップ1杯（２００CC）を2日に1回程度が目安。これで、ベータクリプトキサンチンを２２００マイクログラム摂取できます。

ただ、**オレンジジュースはNG**。ベータクリプトキサンチンが１０４マイクログラムと、みかんジュースの**約21分の1以下の量しか含まれていない**からです。

摂取するタイミングは、夕食後がおすすめです。肌の細胞の新陳代謝は、睡眠中に活発になるからです。

みかんは「毎日欠かさず食べる」が秘訣！

おすすめのみかんジュース

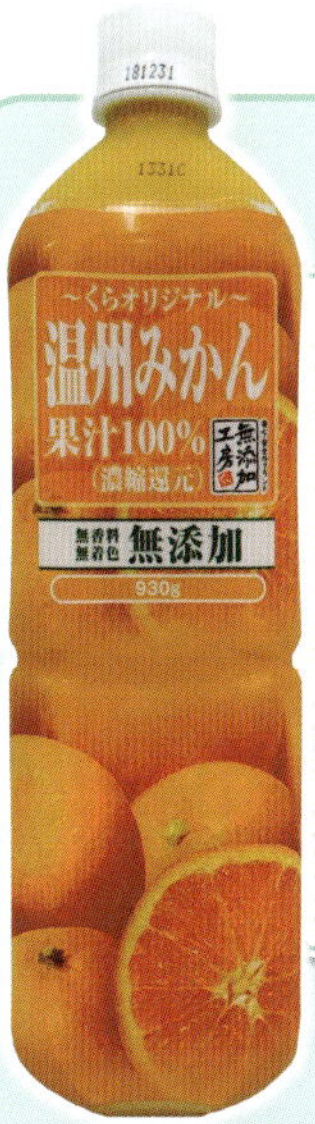

くら寿司

くらオリジナル
温州みかんジュース

濃縮還元　果汁 100%

- 無香料、無着色、無添加だから安心。温州みかんの濃厚な味を楽しめる！

無添くら寿司　通販サイト
https://www.610kura.com/SHOP/I25.html

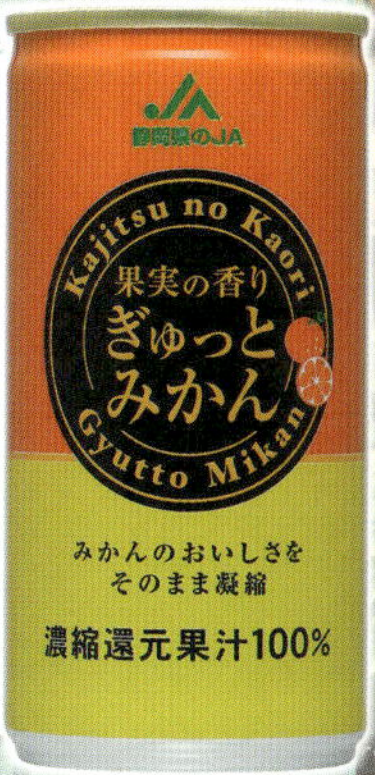

JA静岡経済連

果実の香り
ぎゅっとみかん

濃縮還元　果汁 100%

- 静岡県産の温州みかんを 100%使用。1缶あたりの果汁は、みかん約5個分！

しずおか『手しお屋』
https://www.ja-town.com/shop/g/g4301-0103/

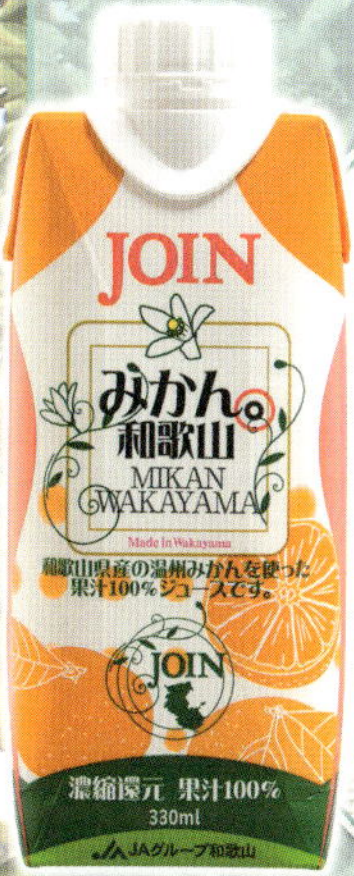

JA和歌山県農

JOIN
みかん。和歌山

濃縮還元　果汁 100%

- 和歌山県産の温州みかんを 100%使用。酸味と甘みの調和した果汁 100%ジュース！

JA和歌山県農　JOIN　楽天市場店
https://item.rakuten.co.jp/agri-wakayama/mikankami1/#mikankami1

ベータクリプトキサンチンの量
100gあたり
1,100μg

06

イヤな「大人ニキビ」は、イワシで防げる！

「大人ニキビ」を予防する方法――それは、イワシを食べることです。

イワシには、**大人ニキビに効果的な栄養素が詰まっています**。ぜひ、食べてみてください。イワシのパワーで若い肌をキープしましょう。

イワシには、ビタミンB群が豊富です。

もともと、1つの食材にビタミンB群が豊富なものは数が少ないのです。そのうえ、鉄が豊富となると、もうイワシしかありません。

口の周りにできる大人ニキビは、**鉄不足が原因**です。

イワシには吸収効率がよいヘム鉄が豊富なため、イワシを食べることで防ぐことができます。

イワシの**食べ方は、刺身が一番**。なぜなら、ビタミンB群には熱に弱い成分があるからです。

刺身が苦手な人には、煮魚がおすすめです。

イワシに豊富なEPA（エイコサペンタエン酸）、DHA（ドコサヘキサエン酸）は、アレルギー症状や肌の炎症を抑える働きがあります。

ただ、脂に含まれているので加熱すると煮汁に逃げてしまいます。身に煮汁をたっぷりつけて食べましょう。

イワシの栄養素で若い肌をキープ！

「大人ニキビ」は、なぜできる？

1、甘い物の食べすぎ、ストレスによって皮脂の分泌が増える。

2、皮脂の分解に必要なビタミンB群が不足。

3、うるおい肌をつくる鉄が不足。

イワシを食べれば、肌がきれいに！

イワシの若返り効果

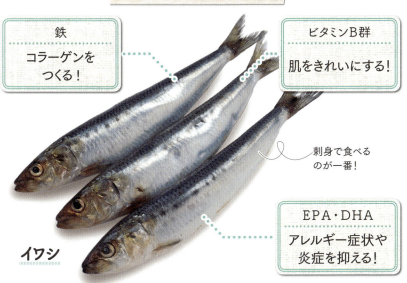

鉄
コラーゲンを
つくる！
ビタミンB群
肌をきれいにする！
刺身で食べる
のが一番！
EPA・DHA
アレルギー症状や
炎症を抑える！
イワシ

07 目の下のクマも「セロリ」でスッキリ！

朝起きたら、目の下にクマがクッキリ！――大丈夫。セロリを食べれば解決します。

セロリを食べれば、もう、寝不足でクマができることもなくなります。

しかも、寝不足でむくんだ顔をスッキリさせる効果まであるので、大いに助かります。

セロリは、**クマをつくる悪の三大要素――睡眠不足、疲れ、ストレス――を一気に解消**してくれる頼もしい食材です。

さて、セロリには独特の香りがあります。この香りの主な成分は「アピイン」といいます。

アピインには、**自律神経をリラックスさせる効果**があります。気持ちが不安定だと眠りにくくなったり、熟睡しにくくなりますが、アピインの効果によって気持ちがリラックスし、安眠しやすくなるのです。

香り成分以外に豊富なのがカリウム。カリウムには、むくみをとってくれる効果があります。**疲れてむくんだ顔をスッキリさせてくれる**のです。

セロリの香りを効率よく取り込むなら、葉も食べることです。

セロリで朝までグッスリ眠れる！

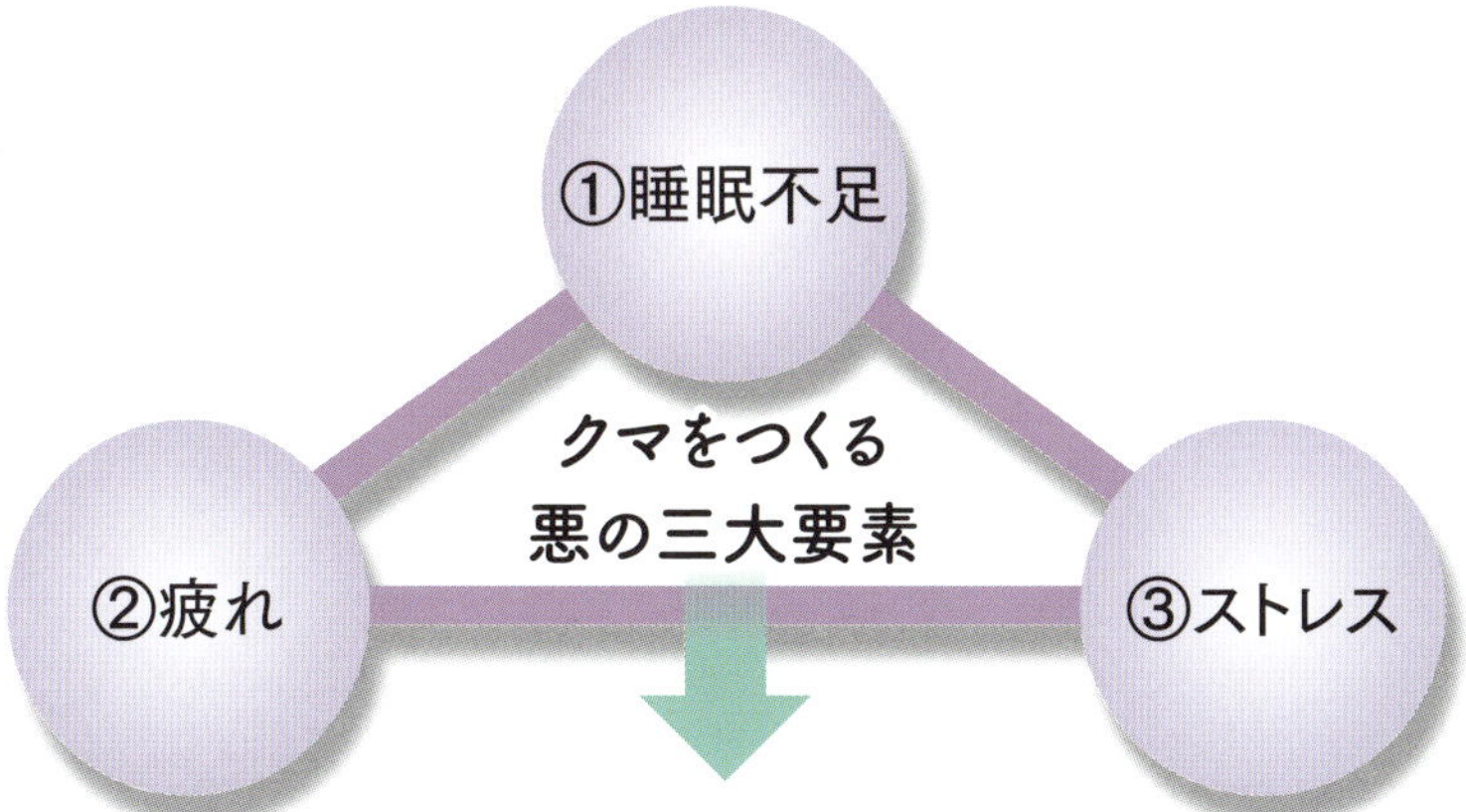
①睡眠不足
クマをつくる
悪の三大要素
②疲れ
③ストレス

そこで、セロリの出番！

セロリの若返り効果

安眠できるため、
クマを解消！
セロリ
香りそのものに
ストレス解消効果が！

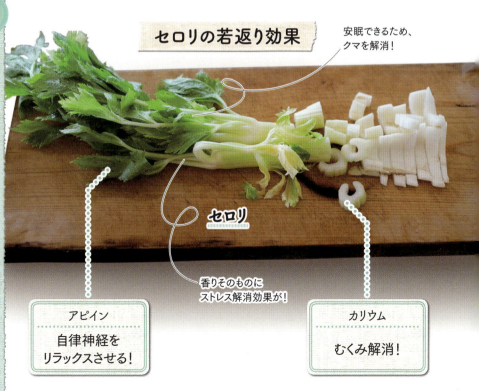

アピイン
自律神経を
リラックスさせる！

カリウム
むくみ解消！

08

「鶏むね肉とかぶの葉炒め」は抜群の疲労回復食！

翌朝に引きずった疲れが、目の下のクマの正体です。疲労回復を早くできれば、クマは消せるということ。そこで、疲労回復にうってつけの料理があります。「鶏むね肉とかぶの葉炒め」です。

鶏のむね肉には、今、**疲労回復物質として注目されている「イミダペプチド」**が多く含まれているからです。

イミダペプチドは「渡り鳥がなぜ何百キロという長距離を延々と飛び続けることができるのか？」という研究から見いだされた成分です。活性酸素による老化にブレーキをかける働きを持っています。

かぶの葉は、捨てるのはもったいない食材。なぜなら、**かぶの葉は、ベータカロテンが豊富な立派な緑黄色野菜**だからです。ベータカロテンは、活性酸素による老化を強力に抑える抗酸化物質です。

かぶの葉には、ビタミンCが豊富。ビタミンCも疲労やストレスを軽くする効果を持っています。

ですから、疲労回復に**鶏むね肉とかぶの葉の相性は抜群**なのです。ただし、ビタミンCは熱に弱い成分なので、さっと炒めるのがコツ。1日の疲れを癒やすために夕食に食べるのがおすすめです。

疲労回復に相性抜群の組み合わせ

鶏むね肉の若返り効果

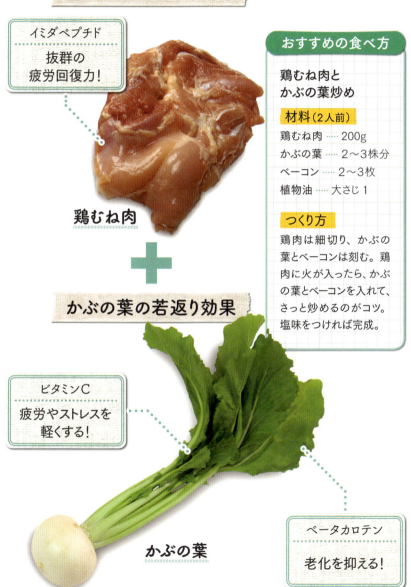

イミダペプチド
抜群の
疲労回復力!

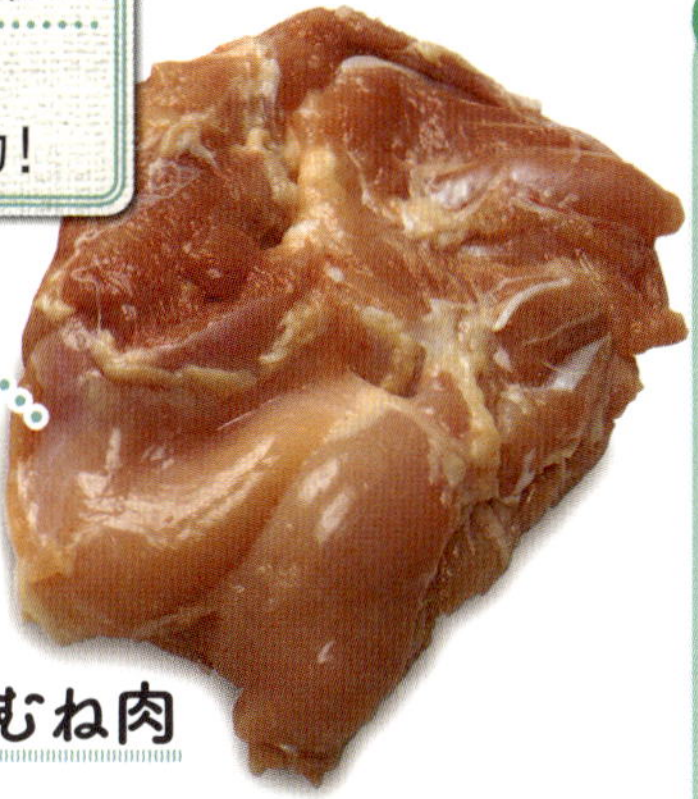

鶏むね肉

＋

かぶの葉の若返り効果

ビタミンC
疲労やストレスを
軽くする!

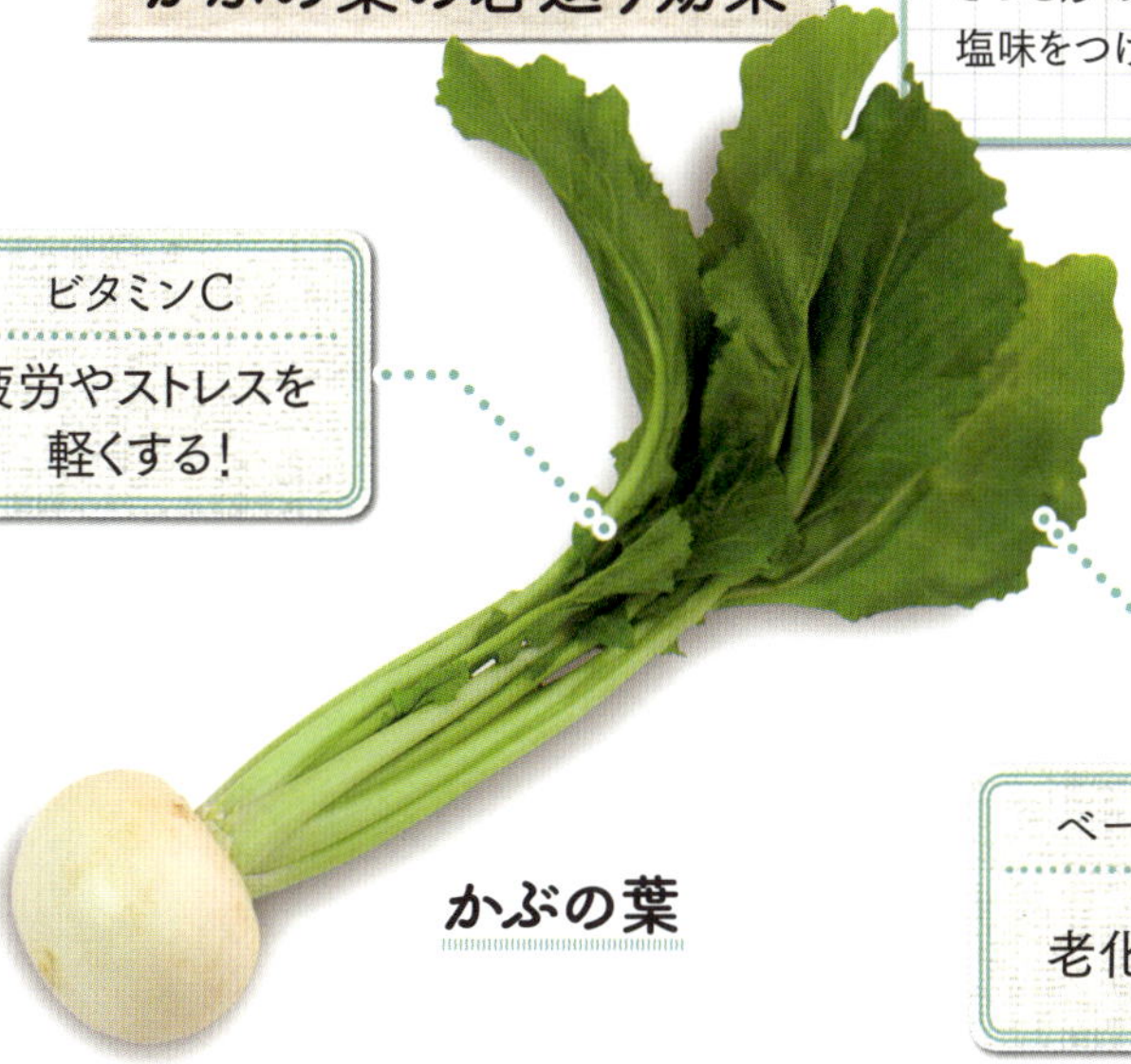

かぶの葉

ベータカロテン
老化を抑える!

おすすめの食べ方

鶏むね肉とかぶの葉炒め

材料（2人前）

鶏むね肉 …… 200g
かぶの葉 …… 2〜3株分
ベーコン …… 2〜3枚
植物油 …… 大さじ1

つくり方

鶏肉は細切り、かぶの葉とベーコンは刻む。鶏肉に火が入ったら、かぶの葉とベーコンを入れて、さっと炒めるのがコツ。塩味をつければ完成。

09 二日酔いの肌をリフレッシュさせる「サバの効能」

二日酔いの疲れを一気に解消する食材――それがサバです。サバには、なんと**5つもの若返り効果**があります。

1つめは、ビタミンB_1が多いこと。ビタミンB_1が豊富にあると、体にたまったお酒の分解が早くなります。つまり、**二日酔いを早く解消してくれる**のです。

2つめは、ビタミンB_2が豊富なこと。肉の食べすぎでできる**老化物質・過酸化脂質を分解**します。しかも、肉の脂を燃やすダイエット効果があるのです。

3つめは、ビタミンB_6が多く含まれていること。ビタミンB_2とのダブル効果で「大人ニキビ」や肌荒れを防ぎます。しかもビタミンB_6は、お酒の飲みすぎで「**肝臓に脂肪がつく」ことを予防**してくれるのです。

4つめは、ナイアシンが豊富なこと。二日酔いの原因であり、二日酔いによる**頭痛の原因であるアセトアルデヒドの分解**をします。

5つめは、EPA（エイコサペンタエン酸）とDHA（ドコサヘキサエン酸）が豊富なこと。脂肪でドロドロになった**血液をサラサラ**に若返らせます。

食べ方は、シンプルに**塩焼きが一番**。食べる量は、1回に1切れ（約80グラム）、週に2～3回程度が目安です。

「5つの若返り力」で二日酔いの疲れを解消！

サバの若返り効果

シンプルに塩焼きが一番！

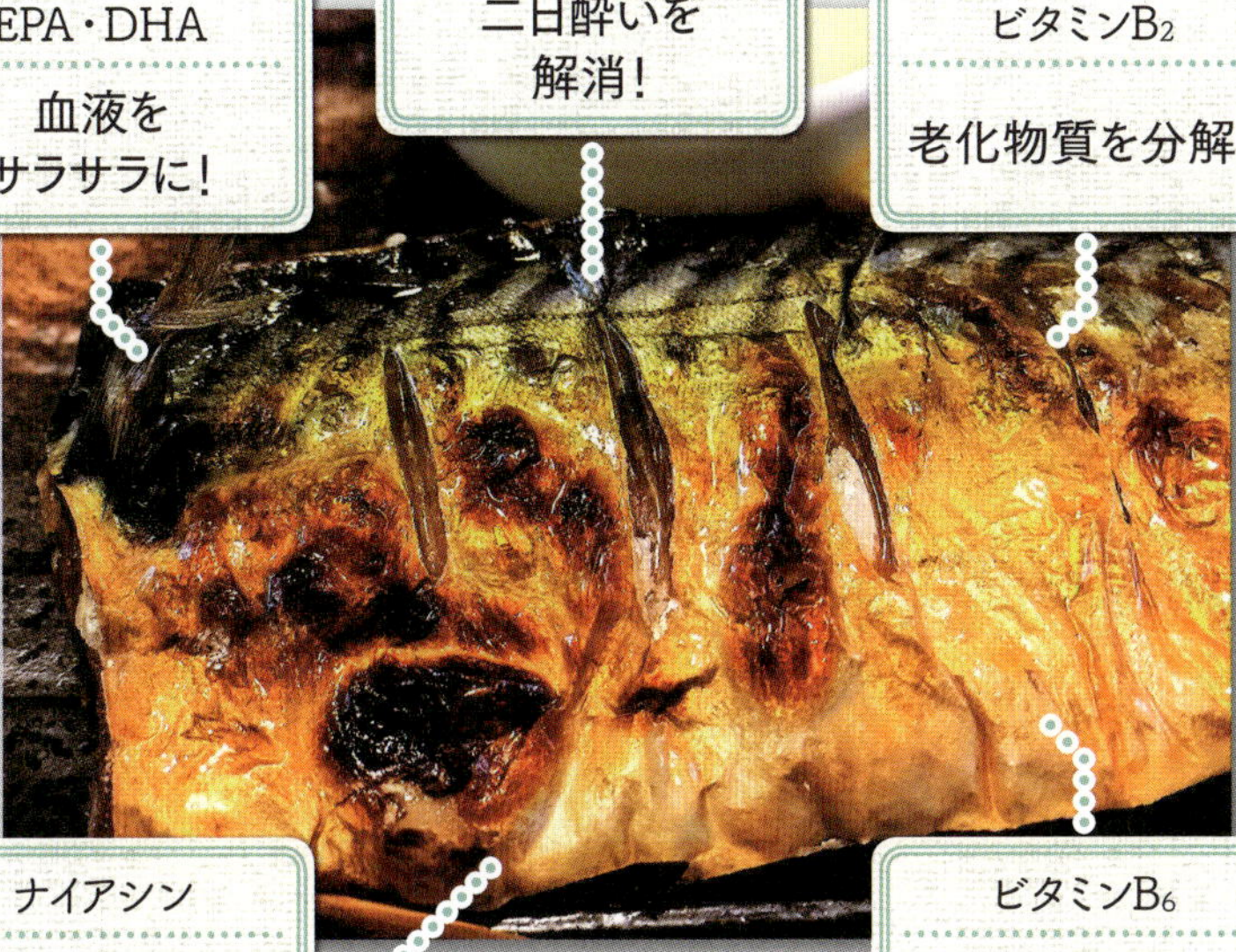

EPA・DHA
血液をサラサラに！
ビタミンB_1
二日酔いを解消！
ビタミンB_2
老化物質を分解！
ナイアシン
飲みすぎによる頭痛を防ぐ！
ビタミンB_6
肝臓に脂肪がつくのを防ぐ！

サバ

目安

1回に1切れ（約80g）。週に2〜3回

これもおすすめ！

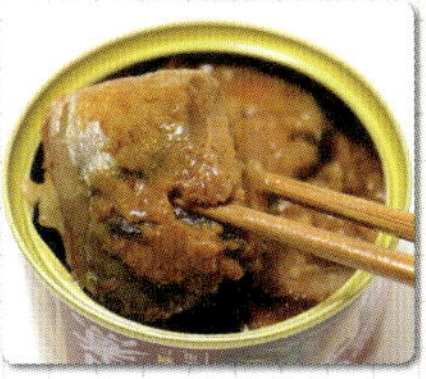
サバの味噌煮缶

- 骨まで柔らかく、おいしく食べられます。たまに食べるならOK！

目安：1回に1/2缶

10 「まぐろ＋アボカド」で顔のくすみがスッキリ消える

肌の透明感を高める秘密の料理――それは「まぐろとアボカドのサラダ」です。

まぐろは、吸収効率のよい鉄分が豊富。顔色を悪くする**隠れ貧血**（無自覚な鉄欠乏性貧血）を改善します。

しかも鉄は、メラニン色素ができる原因になる活性酸素を消す酵素の材料にもなります。**肌の色を白くするために、鉄の不足は厳禁**です。

さらに赤身のまぐろには、**若返りに欠かせないセレン**が含まれています。セレンは、老化を促す活性酸素や過酸化脂質の働きをストップさせる酵素をつくります。

アボカドに豊富なビタミンEは、活性酸素がメラニン色素をつくるのを強力に打ち消す作用を持っています。

しかも毛細血管の血行をよくします。

この作用によって、**くすみがある部分の血行がよくなり**、顔色に赤みがさしてきます。しかも、ビタミンEは**肌細胞の老化をストップさせる**働きもあります。

アボカドは不溶性と水溶性の食物繊維がたっぷりあり、腸内環境を改善する効果が高い食材。

腸内環境がよくなると、新陳代謝に必要なビタミン類がドンドン合成されていくので、体が若返るのです。

顔を若返らせるおすすめ料理

顔がくすむ三大要因

① メラニン色素の沈着
② 血行不良
③ 新陳代謝の低下

顔のくすみをスッキリ消す！

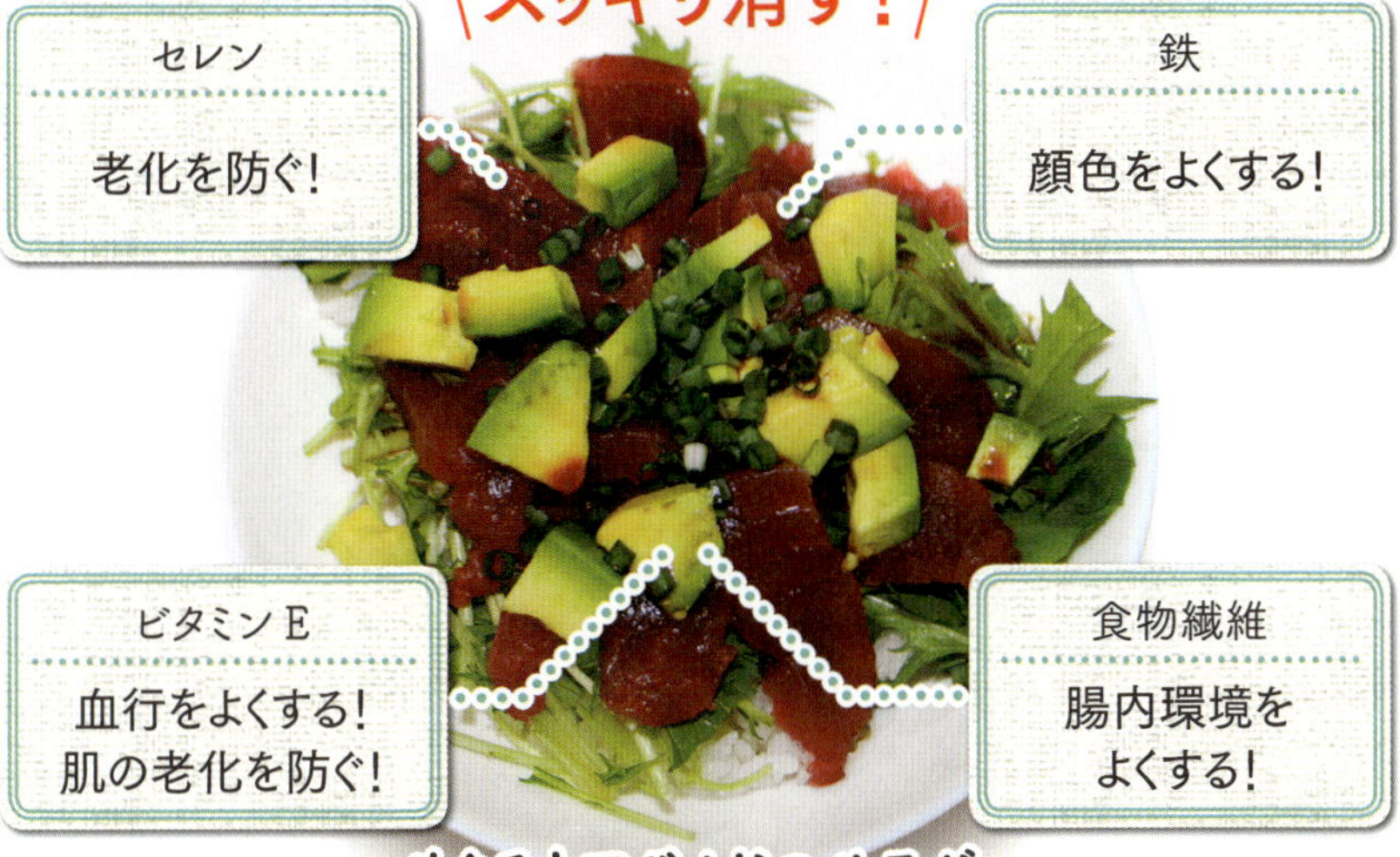
セレン
老化を防ぐ!
鉄
顔色をよくする!
ビタミンE
血行をよくする!
肌の老化を防ぐ!
食物繊維
腸内環境を
よくする!

まぐろとアボカドのサラダ

おいしくつくるコツ

材料（2人前）

刺身用まぐろ …… 160g
アボカド …… 1個

つくり方

まぐろとアボカドを角切り。しょうゆ味のドレッシングで和えるだけ。
わさびしょうゆで和えるのもおすすめ！
酸化しやすいので、食べる直前につくるようにしましょう。

※写真はイメージです。

11
手の荒れも「高野豆腐の卵とじ」でなめらかに！

ガサガサの手をすべすべにする――それなら「高野豆腐の卵とじ」がおすすめ。

それだけで、**手荒れを修復してしっとりした肌**になります。しかも新陳代謝を活発にさせて全身を若返らせ、ダイエット効果まであるのです。

高野豆腐には大豆サポニンが豊富です。前にも触れたように、大豆サポニンは、老化を促す過酸化脂質が増えるのを抑えてくれます。

また、高野豆腐にはカルシウムがたっぷり。更年期以降になりやすい骨粗しょう症（骨がもろくなる病気）を防いで**骨を若くしてくれる**効果もあります。

さらに、高野豆腐には新しい肌細胞とうるおい成分の材料になるタンパク質、それらを育てる亜鉛も豊富です。

卵にもタンパク質と亜鉛が含まれているので、２つの食品のダブル効果でタンパク質と亜鉛をしっかりとることができるのです。

しかも、卵に含まれるビタミンＡとビタミンＢ群が、荒れてしまった肌を、**すべすべの肌**に素早く生まれ変わらせてくれます。うるおい成分をつくるために欠かせない女性ホルモンに必要なビタミンB_6も含まれています。

「なめらか肌」を取り戻す簡単料理

「指先ボロボロ」「肌ガサガサ」をきれいに修復！

大豆サポニン
「過酸化脂質」を抑える！

タンパク質
肌細胞とうるおい成分の材料に！

ビタミンA
ツヤツヤ肌をつくる！

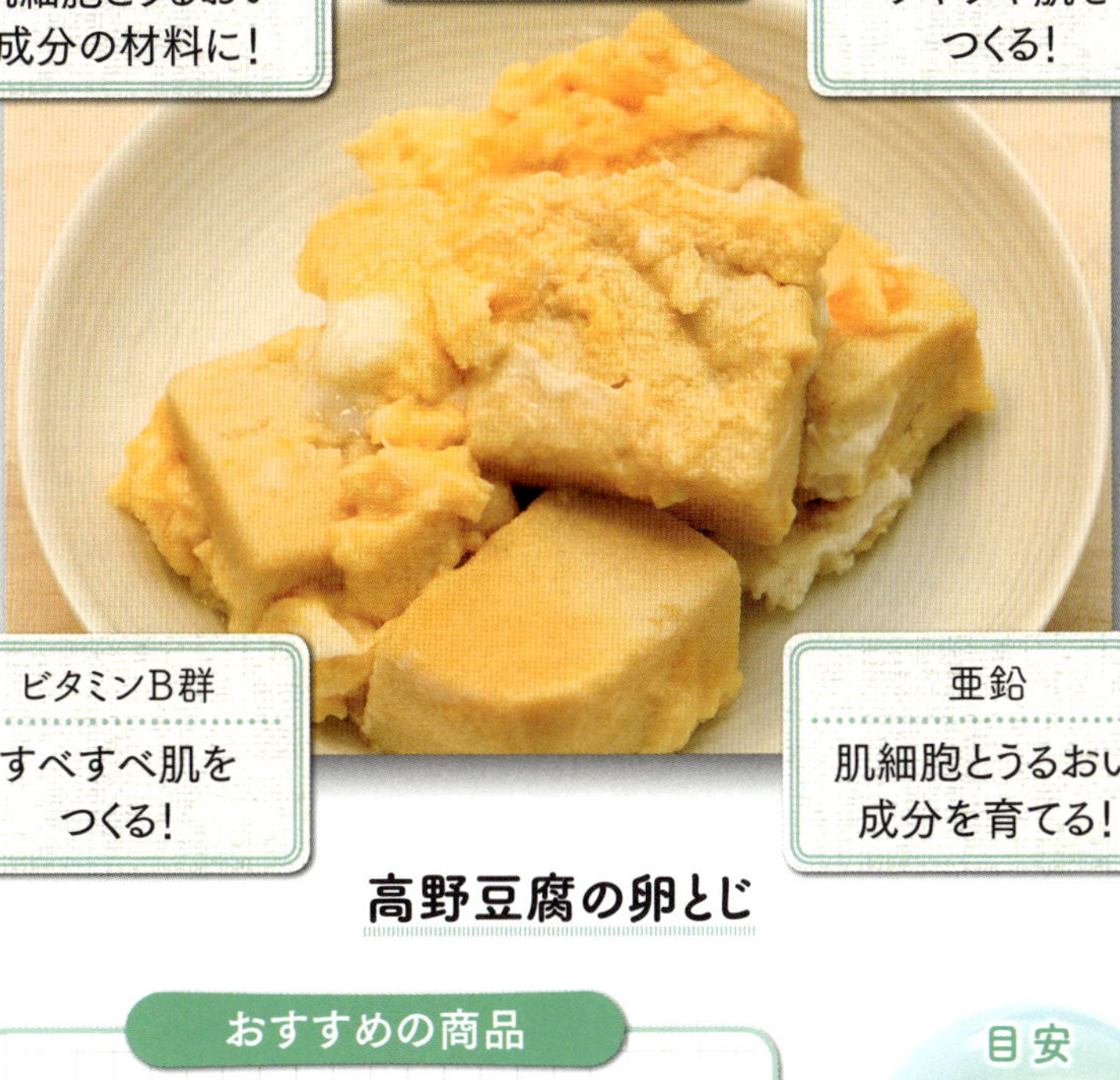

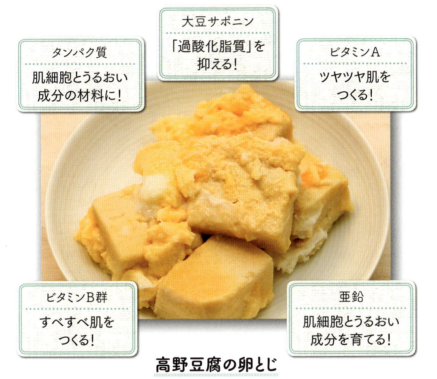

ビタミンB群
すべすべ肌をつくる！

亜鉛
肌細胞とうるおい成分を育てる！

高野豆腐の卵とじ

おすすめの商品

- 「みすず豆腐　ひとくちさん」
  レンジで数分で戻せて含め煮にできる。
- 「みすず豆腐　玉子とじ用」
  卵とじ用の調味料とセットになっている。

表示されている方法にしたがって含め煮にし、煮汁に溶き卵を入れて完成！

目安
高野豆腐1/2枚、卵1個程度（2人前）。

12

毛穴をキュッと引き締める「魔法のお吸い物」

肌の毛穴を引き締める――女性には、とても魅力的な料理があります。

それは、「ハマグリとみつばのお吸い物」です。

このメニューは、毛穴を引き締めるのに効果的な材料が組み合わさっています。ハマグリとみつばで、**毛穴の引き締めに必要な栄養素がすべてまかなえる**のです。

さらに、肌にうるおいとハリを与え、低カロリー・低脂肪のダイエット料理にも最適。まさに、**肌と体の若返りにピッタリの料理**なのです。

30代前半ぐらいから毛穴が目立ちだし、第一印象に若さがなくなってきます。なぜなら、肌にうるおいとハリを与えている3種類の成分がすべて減ってくるからです。この3つの成分が毛穴をシッカリと支えられなくなるので、毛穴が目立つようになるのです。

そこで「ハマグリ」の出番。ハマグリは、低カロリー・低脂肪でありながらタンパク質が豊富です。タンパク質は、肌細胞やハリ・うるおい成分の材料になります。

しかもハマグリは、亜鉛も豊富。亜鉛はハリ・うるおい成分を生み出すのに必要です。亜鉛を多く含む食品は意外と少ないので、**貝類は貴重な亜鉛補給源**なのです。

肌と体の若返りにピッタリの料理

毛穴の引き締めに必要な栄養素をまるごととれる!

タンパク質・亜鉛

肌のハリ、うるおいをつくる!

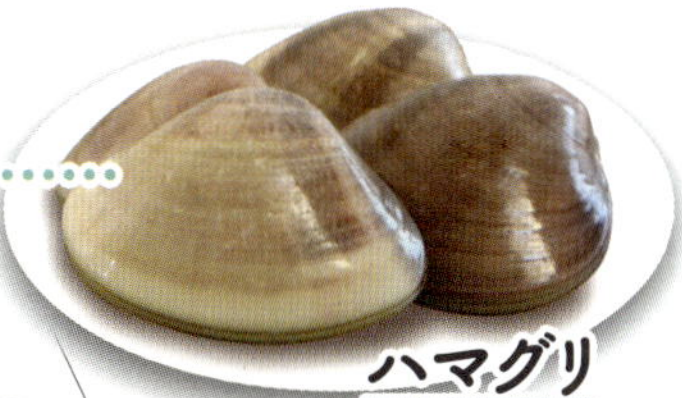

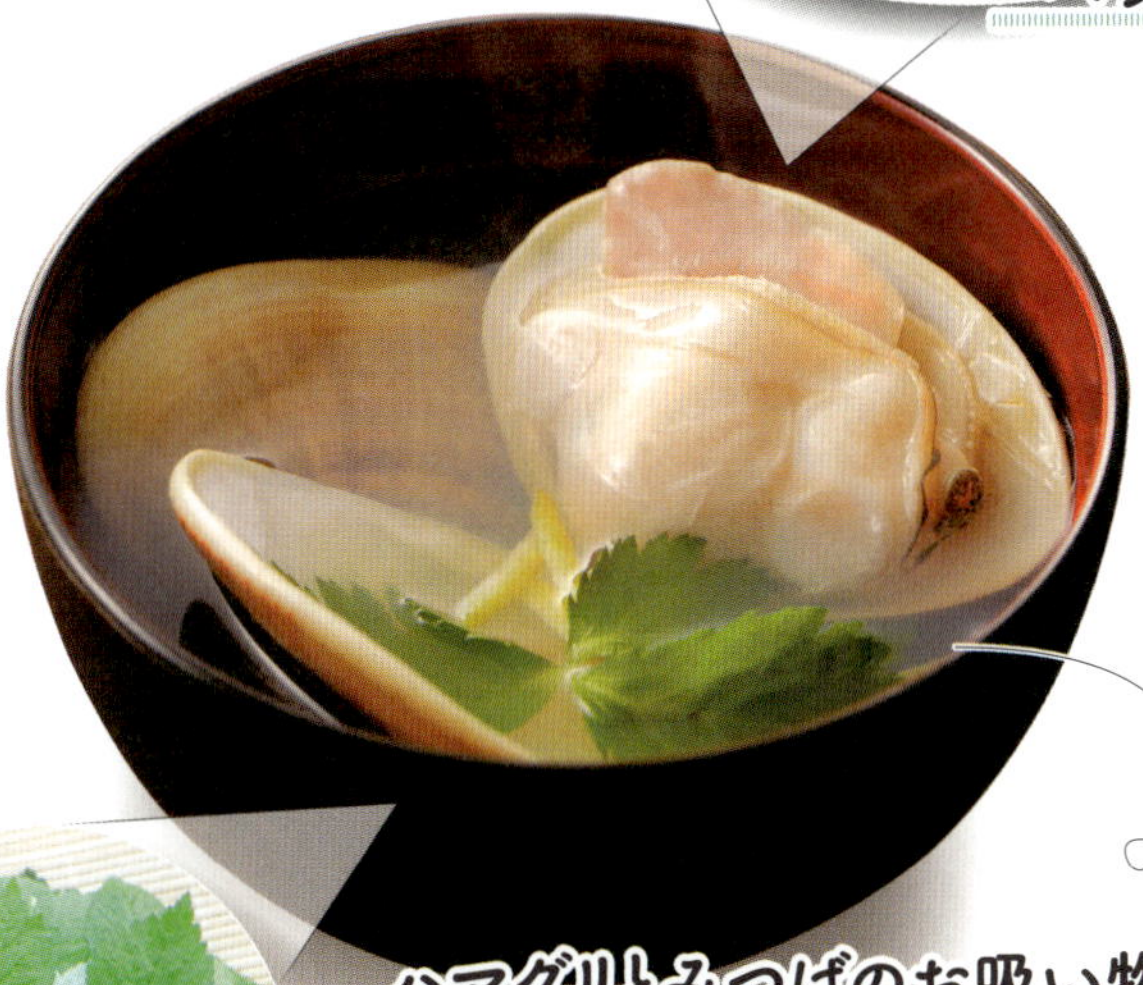

ハマグリとみつばのお吸い物

食事の前に飲むとダイエット効果が!

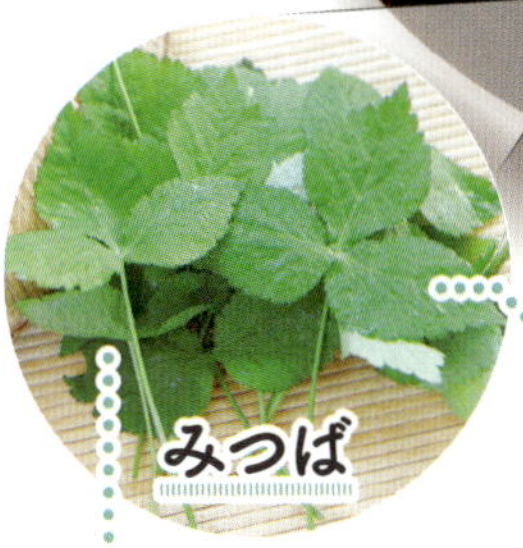

ベータカロテン

活性酸素をブロック!

ビタミンC

肌のうるおいをつくる!

ハマグリのない季節は、アサリでもOK!味噌汁で味わおう!

※写真はイメージです。

◆食事の前に飲むと、ダイエット効果がアップ！

うるおい成分をつくるには、同時にビタミンA、ビタミンCが必要になります。

これを1つの食材にたくさん含んでいるのが「みつば」です。


みつばは、ベータカロテンが豊富です。必要に応じてビタミンAになり、残りは**老化を促す活性酸素をブロック**してくれます。さらに、ビタミンCがたっぷりです。

お吸い物は低脂肪・低カロリー。食事の最初に水分をとると、食べすぎを防ぐことができます。しかも、胃に水分が流れ込んでくるので、**食欲を増進させるホルモンの分泌が抑えられる**のです。

ハマグリは春先が旬といわれていますが、秋から冬にかけて味がよくなります。

おいしくつくるコツ

ハマグリとみつばのお吸い物

材料（2人前）

ハマグリ……6個
みつば……1袋（2束）
水……300cc

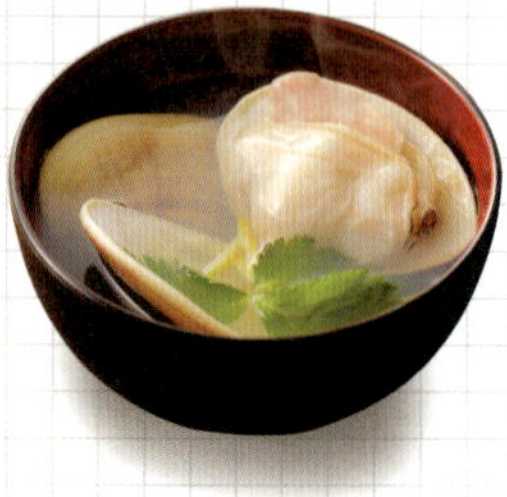

つくり方

① ハマグリと水を中火にかける。
② ハマグリの口が開いたらアクをすくう。
③ 酒、しょうゆ、塩の順に加え、火をとめる。
④ みつばを1束ずつねじってひと結びし、汁に乗せれば完成！

5章

髪・見た目——「若さ」がよみがえる食の習慣

01 育毛効果抜群の「ホタテ＋小松菜」で薄毛ケア

中高年の抜け毛を防ぐ――そんな魅力的な料理があります。「ホタテと小松菜のごま油炒め」です。

髪を若くして抜け毛を少なくし、**薄毛をボリュームアップさせる料理**です。

髪のほとんどはタンパク質でできていますが、髪は活発な細胞分裂によって産まれます。髪のもとになる細胞（毛母細胞）の新陳代謝が活発にならなければ、髪をつくる力は強くならないのです。

髪を増やすためには、亜鉛と鉄が必要です。

ホタテは、その亜鉛をたくさん持っているのです。しかも低脂肪です。

小松菜には、鉄が豊富です。さらに小松菜にはビタミンAが多くて、髪がきれいに伸びていくのをサポートします。

炒め油のごま油に豊富なセサミノールは、抜け毛を予防する効果があります。さらにごま油には、ビタミンEもたっぷり。**ビタミンEが毛根に栄養を届ける**役割を果たします。

この料理は**分量が少なくても効果を発揮する**すごい特徴があります。食卓の副菜として活躍させてくださいね。

一気に「髪が若返る」お手軽料理

髪の悩みをまるごと解決！

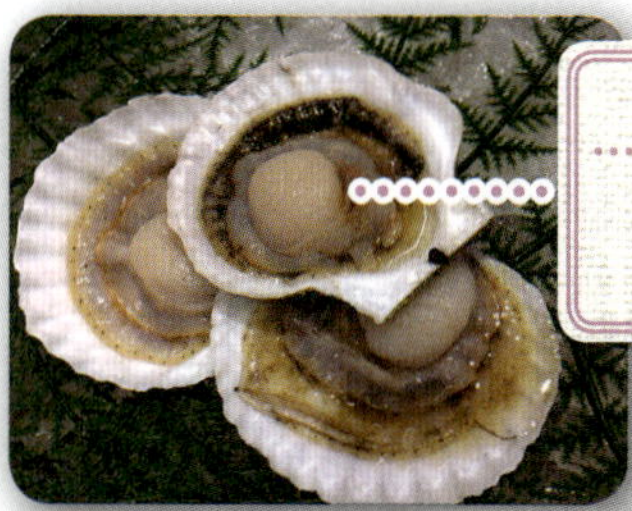

ホタテ

亜鉛
髪を増やす！

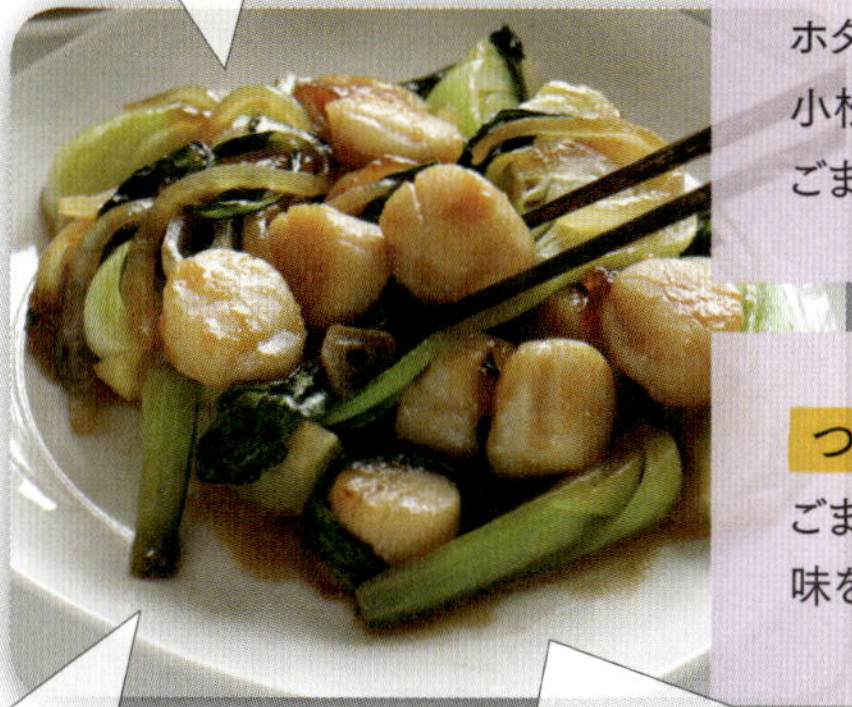

ホタテと小松菜のごま油炒め

材料（2人前）

ホタテ貝柱 …… 2～4個
小松菜 …… 1束程度
ごま油 …… 大さじ1

つくり方

ごま油で炒めて塩で味をつければ完成！

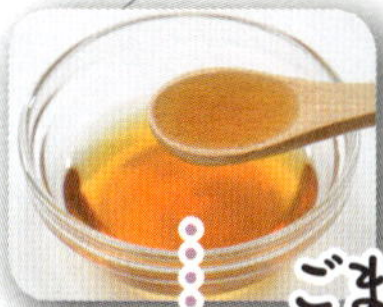

ごま油

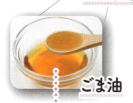

セサミノール
抜け毛を防ぐ！

ビタミンE
毛根に栄養を届ける！

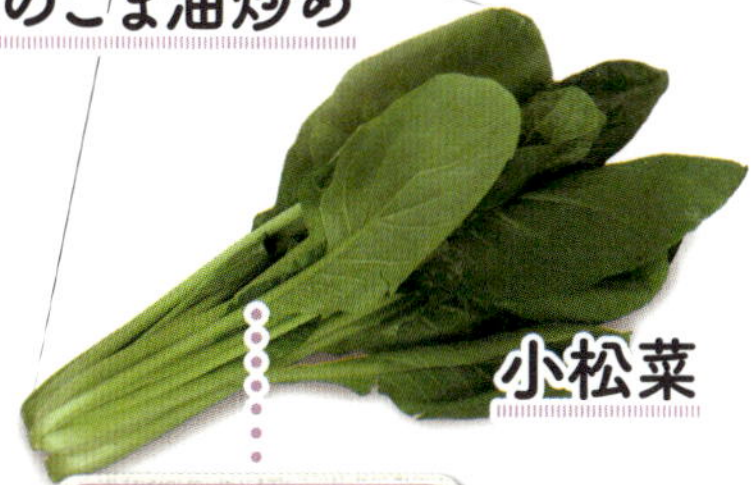

小松菜

鉄
髪を増やす！

ビタミンA
髪をきれいに伸ばす！

※写真はイメージです。

02 「牡蠣」の若返りパワーで、髪うるさら！

40歳をすぎても髪うるさら――それには、牡蠣を食べると効果的です。

「亜鉛といえば牡蠣」――。

そういわれるほど、牡蠣は亜鉛を豊富に含む食品の代表格です。牡蠣ほど亜鉛を効率よく食べることができる食品はほかにありません。

もちろん、髪そのものの材料はタンパク質です。このタンパク質は、牡蠣にも十分含まれています。同時に、牡蠣には髪の色を黒くする銅も多く含まれているので、若くて黒々とした髪が生えてくるのです。

牡蠣は好き嫌いが激しい食材。**「牡蠣フライ」**にするとグッと食べやすくなります。牡蠣フライは外食や持ち帰り総菜で十分。一度に4～5個ぐらい食べましょう。

揚げ物はダイエットの大敵と思いがちですが、**適度な脂肪は髪や肌にツヤを与える**ので忌避する必要はありません。ただし、タルタルソースは少し控えめにつけるようにしましょう。

牡蠣のないシーズンは**海藻類で代用**できます。牡蠣ほど強力なパワーはありませんが、味噌汁や海藻サラダなどで、こまめに食べることでカバーできます。

牡蠣を食べれば食べるほど髪が若くなる！

指がするっと通る“うるさら髪”に！

牡蠣の若返り効果

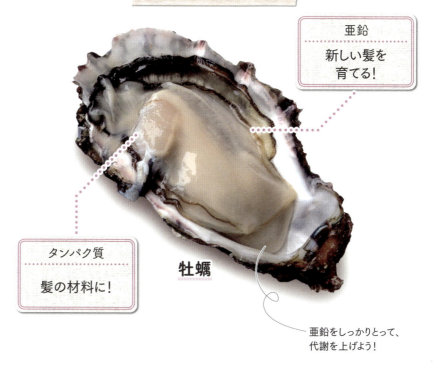

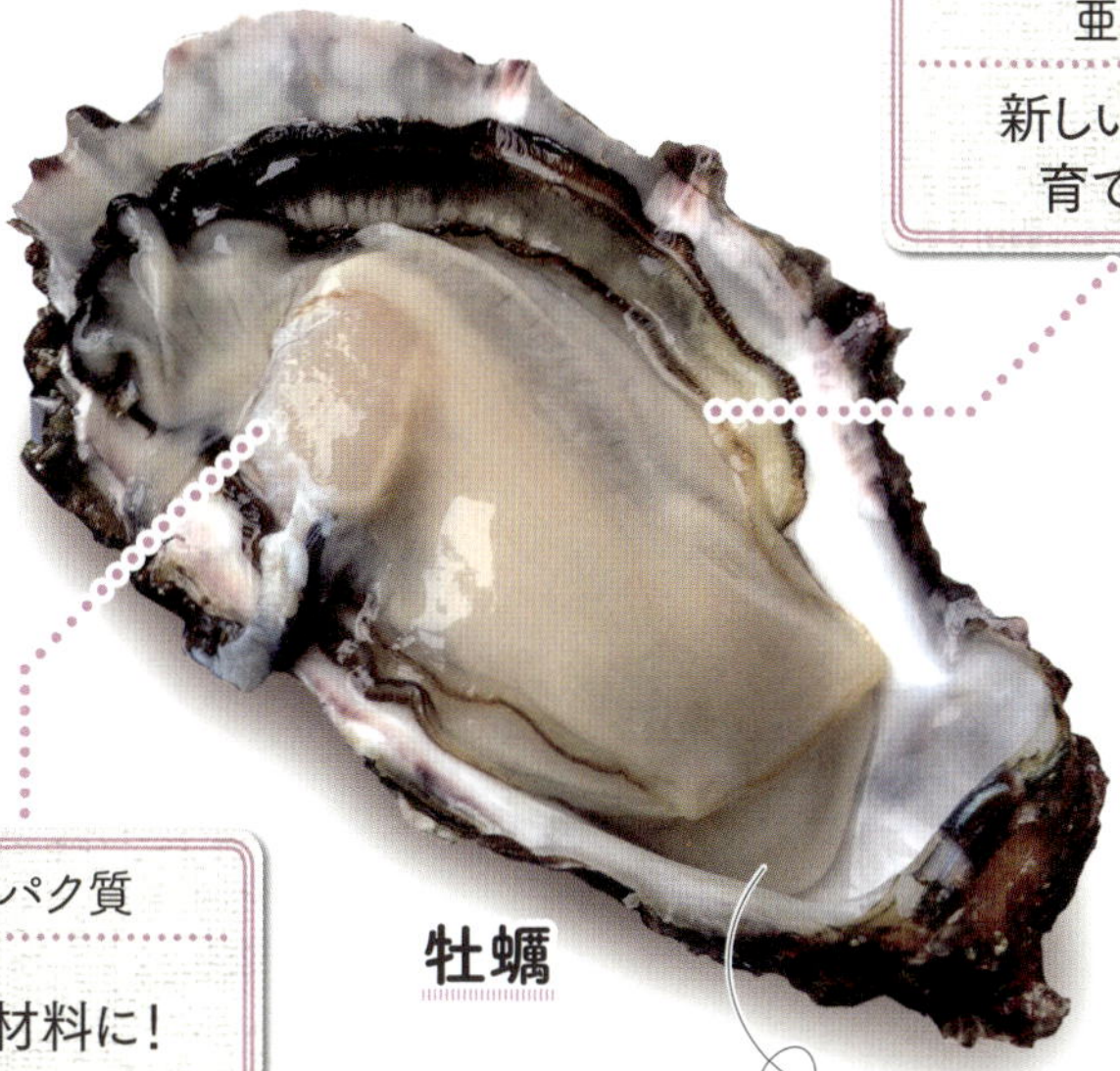

亜鉛
新しい髪を育てる！
タンパク質
髪の材料に！
牡蠣
亜鉛をしっかりとって、代謝を上げよう！

おすすめの食べ方

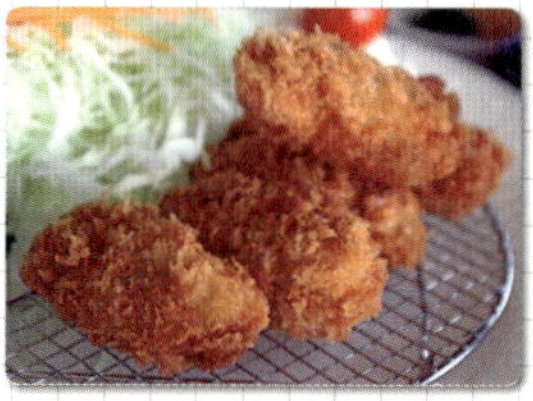

- 牡蠣フライにすると食べやすい。
- タルタルソースは控えめに、4～5個食べよう！

03 白髪染めに頼らず、髪を黒くする「魔法の料理」

白髪が気になり始めたら——印象をガラリと変える魅力的な料理があります。

「鶏肉のカシューナッツ炒め」です。**白髪の悩みを一気に解決し、髪の若返りにピッタリ**なすごい料理です。

髪の黒さはメラニン色素の量と関係します。ところが40歳をすぎると新陳代謝の衰えなどで、髪のメラニン色素がつくれなくなるため、白髪になるのです。

カシューナッツには、髪に**黒い色のメラニン色素をつくるのに欠かせない銅**がしっかり含まれています。同時に亜鉛、ビタミンB群の一種であるビオチンも多く含まれます。加えて豊富なマグネシウムがビタミンB群と協力して糖質、脂質、タンパク質の代謝に働きます。

鶏肉は動物性タンパク質で、髪をつくる材料になります。鶏もも肉にはビタミンB群が含まれているので、カシューナッツと鶏肉を一緒に食べることで、**若くて黒いきれいな髪が生えてくる**のです。

このメニューの重要なポイントはカシューナッツです。鶏肉の分量を増やしたり、ピーマンや唐辛子などを加えてアレンジしても構いませんが、**カシューナッツだけは、必ず多めに食べる**ようにしましょう。

白髪対策にうってつけの料理！

カシューナッツが髪を黒くする！

材料（2人前）

鶏もも肉……1/2枚（約140g）
カシューナッツ……100g
長ネギ……1本
ショウガ……少々

つくり方

それぞれを一口大にし、油で炒めて塩で味を調えれば、できあがり！

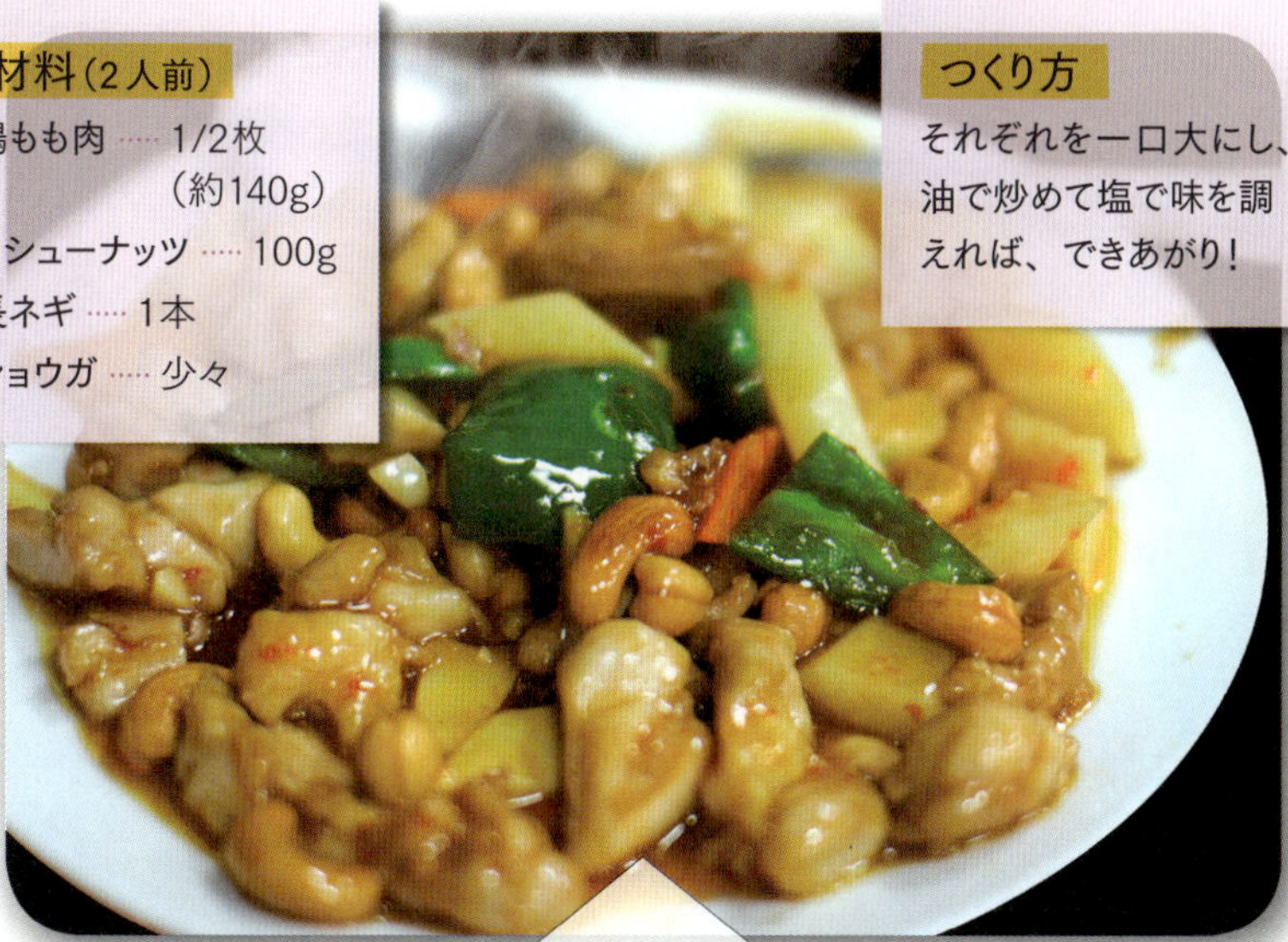

鶏肉のカシューナッツ炒め

銅	亜鉛
髪を黒くする！	新しい黒髪をつくる！

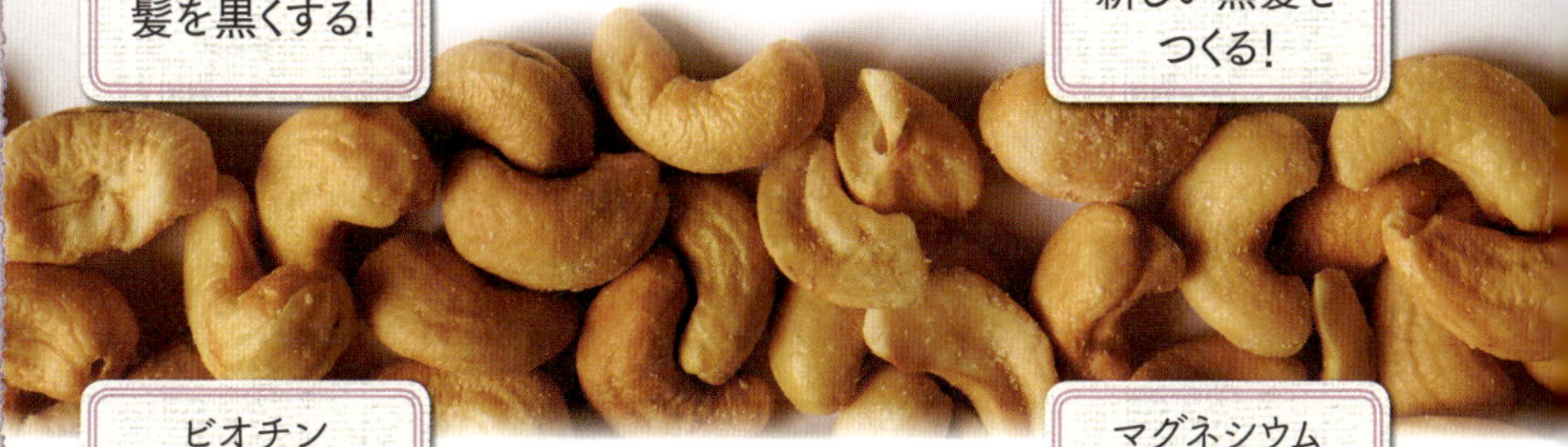

カシューナッツ

ビオチン	マグネシウム
白髪を防ぐ！	新陳代謝を活発にする！

※写真はイメージです。

04

納豆とオクラの「ネバネバ成分」で髪ツヤツヤ！

髪のパサつきが気になったら――「納豆のオクラ和え」が効果的です。

これを食べるだけで、**うるおいたっぷりの髪**になり、**印象が見違えるように若くなる**のです。

髪のツヤのもとは納豆やオクラのネバネバ成分。

このネバネバ成分は、**タンパク質の吸収を高めます。**

髪はタンパク質が固く変形したものですから、髪の材料の吸収がアップする効果は見逃せません。

納豆には、髪の主成分であるタンパク質と、皮脂の代謝をよくするビタミンB_2が豊富です。**髪の栄養になるビオチン**も多く含まれています。

オクラにはビタミンCが豊富。ビタミンCは、ストレスや老化に対抗する力を持つビタミンです。

ストレスは髪の老化を進めてしまいます。ストレスが血行不良を引き起こすため、髪に栄養が行き届かなくなるのです。そのため、髪のパサつき、抜け毛、切れ毛、白髪といった髪の老化が進んでしまいます。

納豆とオクラはともにネバネバ成分をたっぷり持っています。そこにオクラのビタミンCをプラスできるのは、**髪にうるおいを与えるのにベストマッチ**です。

食べるだけで髪がみるみるうるおう！

ネバネバ成分たっぷりの納豆とオクラは、ベストマッチ！

ビオチン

髪にうるおいと弾力を与える！

ビタミンB_2

髪にツヤが出る！

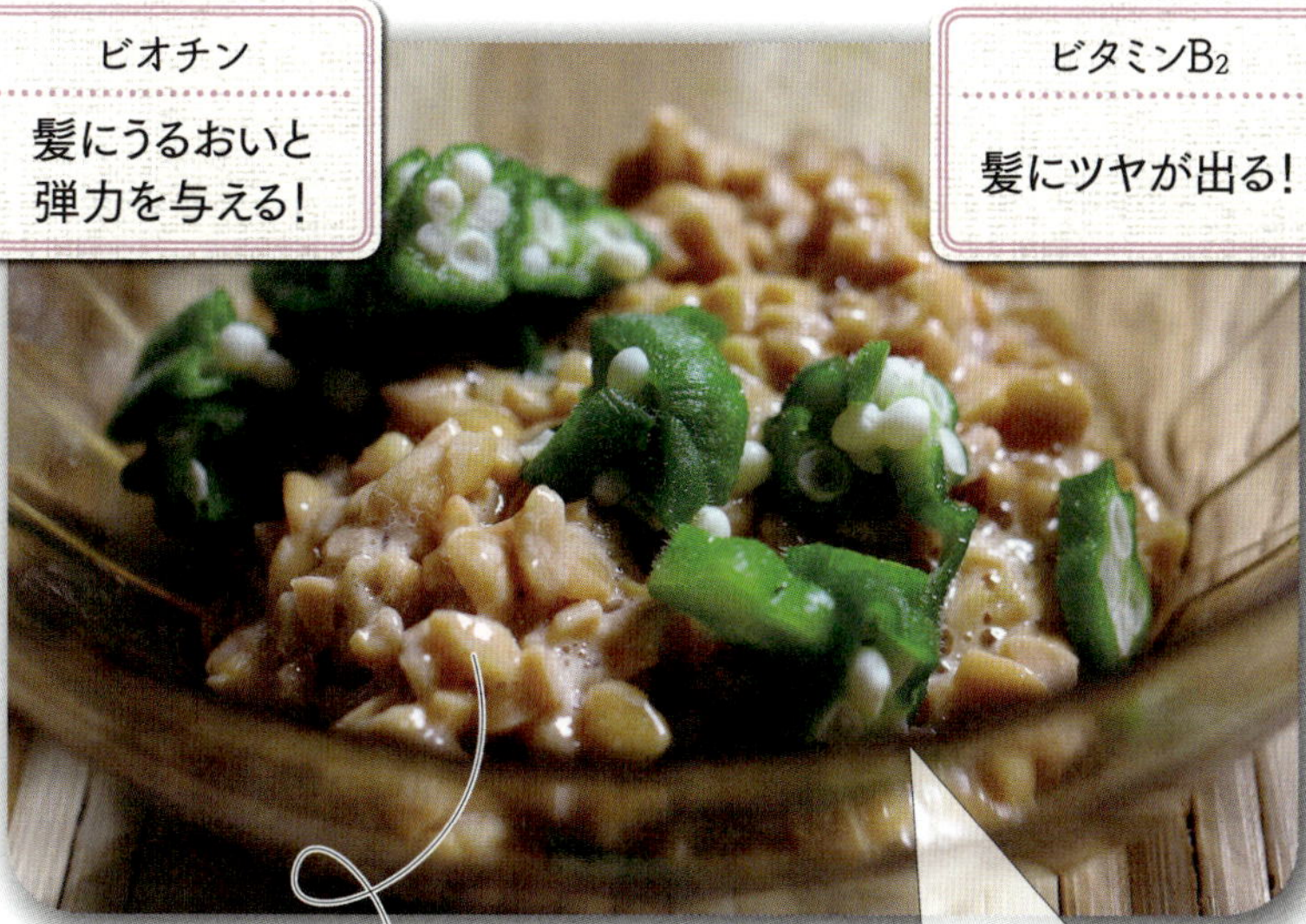

ネバネバ成分が、ツヤとうるおいをつくる！

納豆のオクラ和え

ビタミンC

髪の老化に対抗！

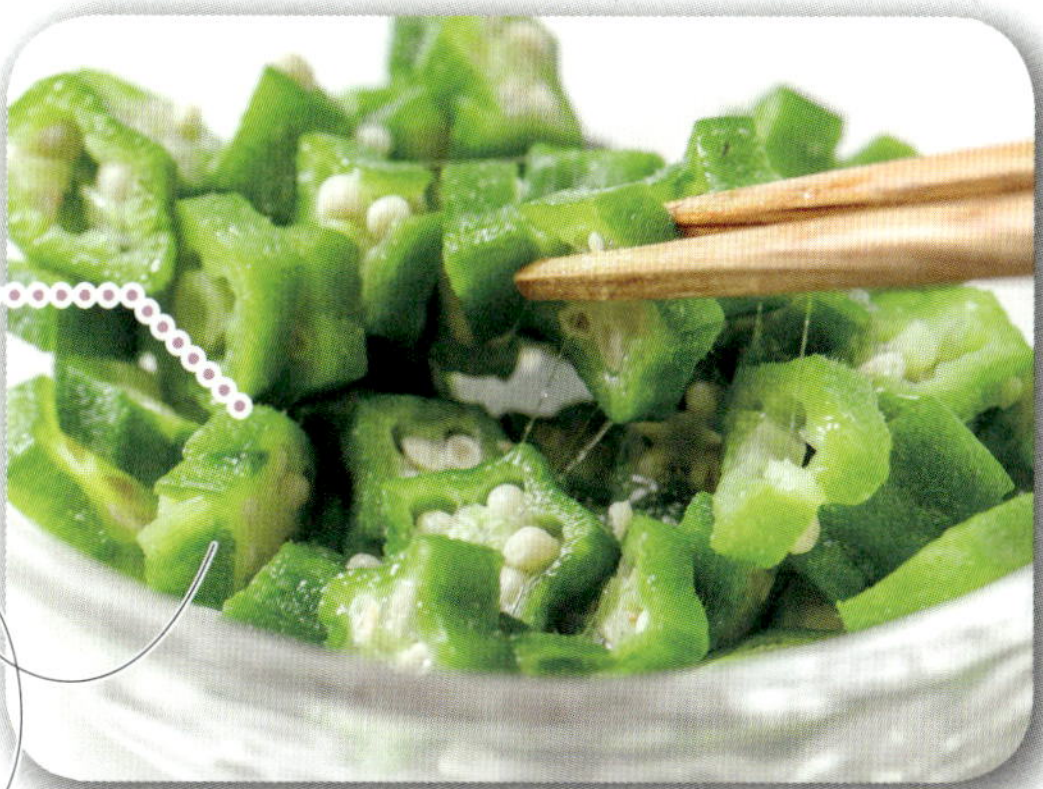

細かくたたくと、ネバネバがたくさん出る！

オクラ

05 髪のパサつきを抑え、しっとりさせる「野菜」とは？

傷んだ髪をきれいに修復する――それには、モロヘイヤを食べるのが一番。

モロヘイヤのぬるぬる成分は、髪のツヤのもとになり、傷んだ髪にうるおいを与えます。

本来、髪はタンパク質が固くてしっかりしたものに変化してできるもの。

しかし、左図の3つの原因によって髪の表面を包んでいるキューーティクルがはがれやすくなります。キューーティクルとは、髪の表面を包んで保護しているもの。キューーティクルがはがれると髪がパサつきます。

しかも、長年のパーマやヘアカラーでキューーティクルがはぎ取られて元に戻らなくなってしまうのです。

そこでパサつきをしっとりさせ、**なめらかで輝くような髪を取り戻す**うえで強力な味方がモロヘイヤです。

モロヘイヤは、**髪の若返りにとても重要なビタミンAとビタミンE**を豊富に持っています。**今ある髪の修復**はもちろん、キューーティクルがしっかりある**きれいな髪を生み出す**働きを持っているのです。

モロヘイヤは夏の野菜ですが、最近は、真冬以外はスーパーに並んでいます。ぜひ、試してみてくださいね。

「ぬるぬる成分」がダメージヘアを修復！

髪がパサつくのはなぜ？

1、長年のブラッシングとドライヤーの熱によるダメージ。

2、パーマやヘアカラーによるダメージ。

3、年齢による老化。

そこで、モロヘイヤの出番！

モロヘイヤの若返り効果

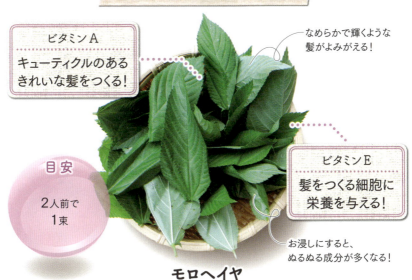

ビタミンA

キューティクルのあるきれいな髪をつくる！

なめらかで輝くような髪がよみがえる！

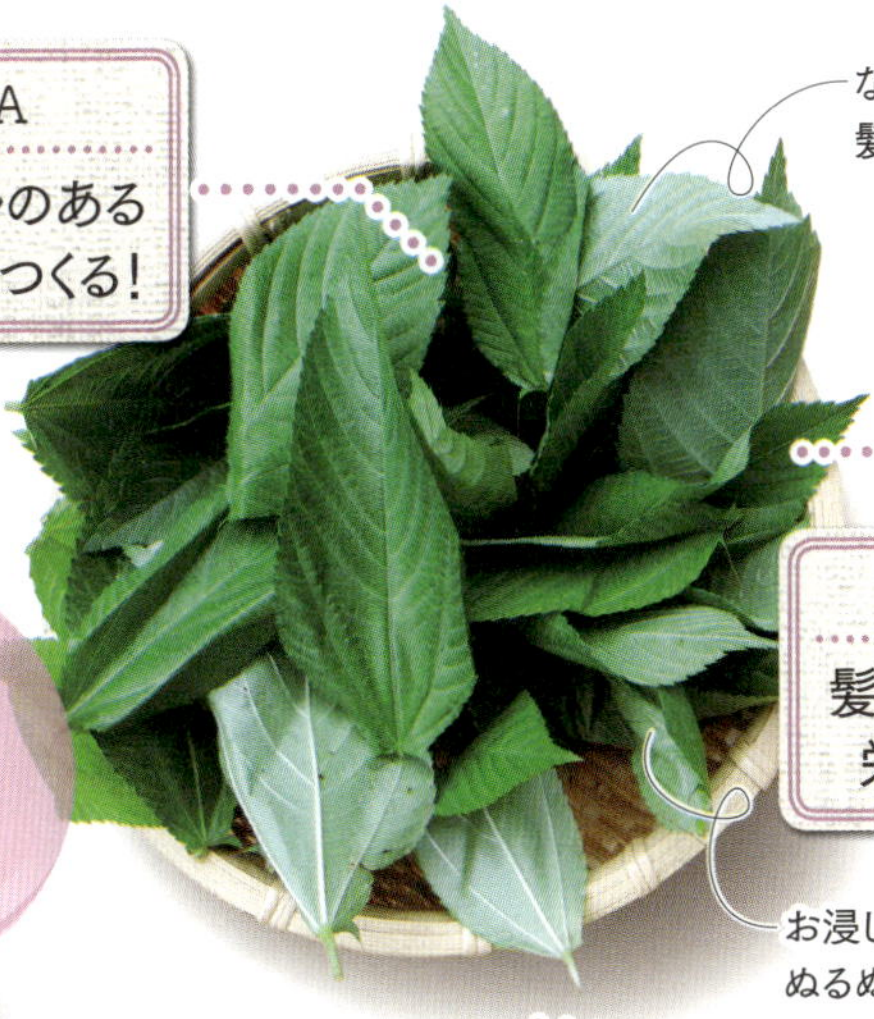

ビタミンE

髪をつくる細胞に栄養を与える！

お浸しにすると、ぬるぬる成分が多くなる！

目安

2人前で1束

モロヘイヤ

06 口臭予防には「緑茶」が意外に効く

口臭は自分ではなかなか気づかないもの――「**口臭対策の決め手**」である緑茶で、セルフケアしましょう。

ところで、口臭の原因とはなんでしょう?

胃の不調や虫歯、歯周病などいくつかありますが、**食べ物が原因の場合に、断然おすすめなのが緑茶**です。

たとえば、強い香りや刺激のある食材、料理によるニンニクやネギ臭、お酒を多く飲んだ後のアルコール臭などには、効果てきめんです。

緑茶には、ポリフェノールの一種である「カテキン」や「クロロフィル」が豊富に含まれています。

カテキンには、**強力な抗菌・殺菌作用や抗酸化作用**があり、クロロフィルには、**殺菌作用と消臭効果**が認められています。

緑茶は**最低でもコップ1杯からペットボトル1本程度**は飲みましょう。一度に一気に飲む必要はなく、何度かに分けて**こまめに飲めば効果を発揮**します。

これだけの量を飲む理由は、水分で口をゆすぐ意味合いもあります。口の中が乾燥してしまうと、口の中に存在している細菌が繁殖しやすくなり、口臭を引き起こしてしまうからです。

お口のニオイが気になったら「緑茶」！

緑茶の若返り効果

200cc〜500ccは
飲もう！

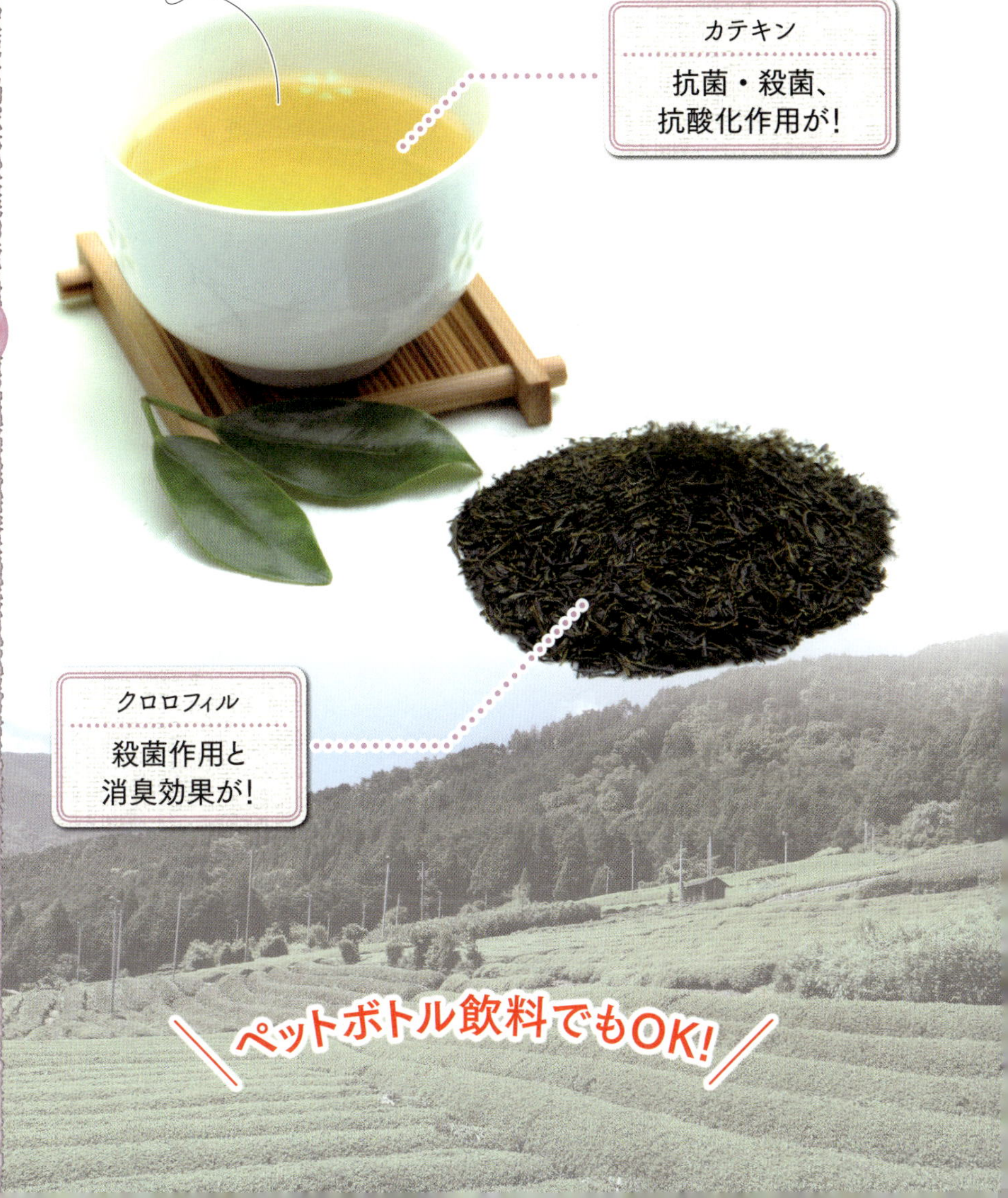
カテキン
抗菌・殺菌、
抗酸化作用が！
クロロフィル
殺菌作用と
消臭効果が！
ペットボトル飲料でもOK!

汗のニオイ対策は「もずく酢ショウガ」がおすすめ

更年期特有の汗のニオイを解消する——それなら「もずく酢ショウガ」です。**女性ならではの汗の悩みをスッキリ解決**してくれます。

更年期は、とにかく汗をかきやすくなります。更年期の汗はベタベタしていて、ニオイの原因になるアンモニアが多くなります。**ニオイを抑えるためには、アンモニアを過剰につくらせない**ようにすることです。そのためには、腸内環境を改善するのが効果的です。

腸内環境をよくするためには、食物繊維が豊富な「もずく」がピッタリ。さらに肝臓で**アンモニアの代謝を助けるのがクエン酸**。酢にたっぷり含まれているクエン酸は疲労回復にも役立ちます。酢の物は、倦怠感が強い更年期の強い味方になるのです。酢も飲みましょう。

更年期に汗をかきやすくなるのは、自律神経が司る汗腺や体温調節の機能が乱れるから。更年期特有のイライラや不安が原因で、ますます汗をかきやすくなります。

そこで、逆に**発汗作用のあるショウガを取り入れる**のです。すると**汗腺の機能が改善**して、サラッとした汗に変わってきます。汗腺の機能がよくなると、多汗やニオイの予防になります。

更年期特有の「汗のニオイ」を解消！

酢の物は、更年期の強い味方！

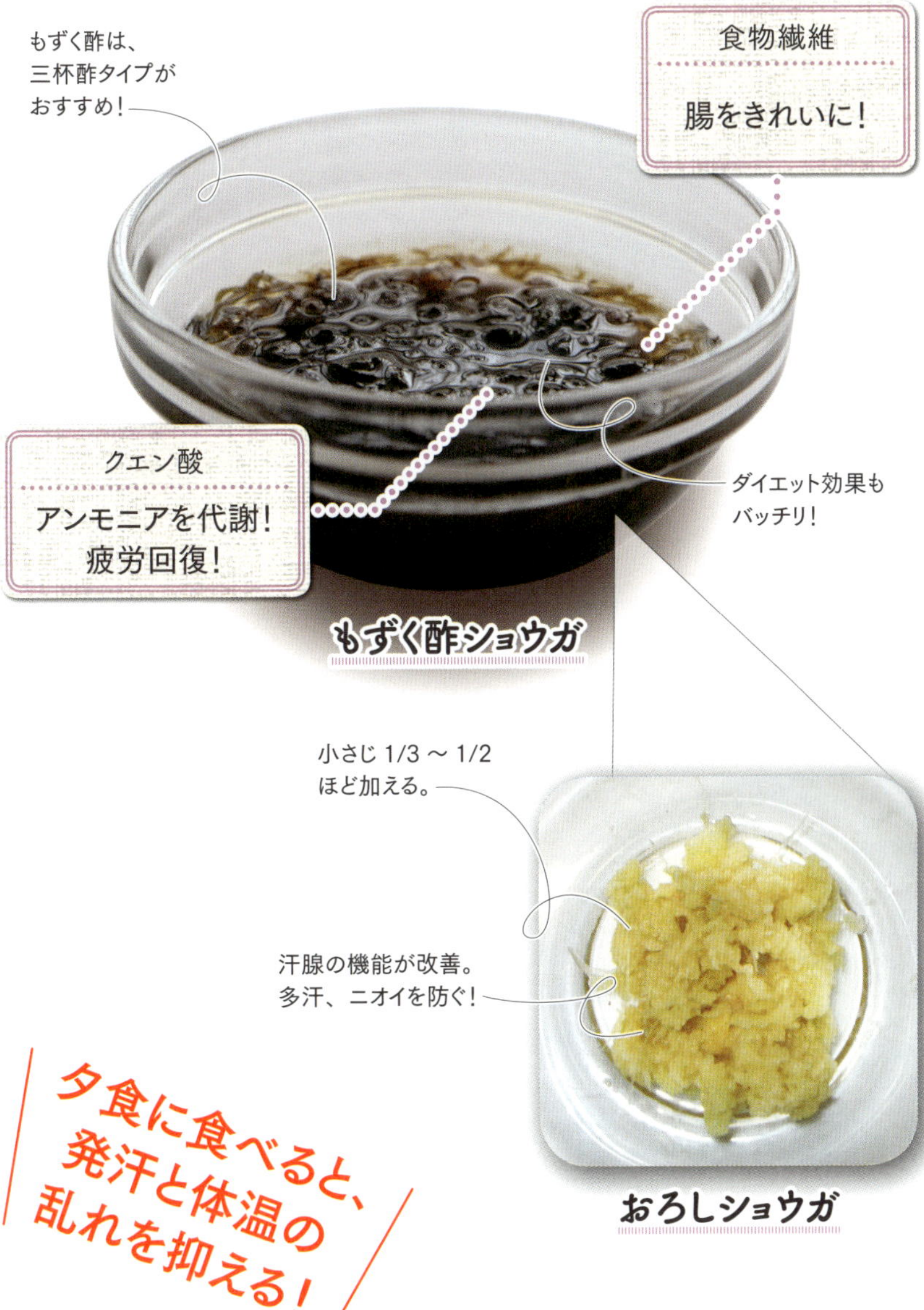
もずく酢は、
三杯酢タイプが
おすすめ！
食物繊維
腸をきれいに！
クエン酸
アンモニアを代謝！
疲労回復！
ダイエット効果も
バッチリ！
もずく酢ショウガ
小さじ 1/3 ～ 1/2
ほど加える。
汗腺の機能が改善。
多汗、ニオイを防ぐ！
おろしショウガ

夕食に食べると、
発汗と体温の
乱れを抑える！

08 気になる加齢臭は「ニンジンジュース」で防ぐ

40歳をすぎたら気になる加齢臭——じつは食事の工夫で加齢臭を防げます。

加齢臭を防ぐには、**抗酸化作用のある成分を含む野菜や果物を食べる**のが効果的。

おすすめは、ニンジンジュースを飲むことです。

ここでは、加齢臭を防ぐために必要な栄養成分をまるごと詰めこんだ「特製ニンジンジュース」を紹介します。

1杯飲むだけで、**日頃の野菜・果物不足を底上げする**効果もあります。

特製ニンジンジュースの材料は「**ニンジン＋オレンジジュース＋ハチミツ**」。

この材料の役割は、ニンジンはベータカロテンが飛び抜けて豊富。オレンジジュースにはビタミンCとクエン酸が多いことです。ハチミツにはオリゴ糖が含まれています。

飲むタイミングは朝がおすすめ。日中にかく汗の予防対策として飲んでみてください。ただし、動物性脂肪の食べすぎに注意しないと効果は半減します。

ニオイ対策には時間がかかります。ぜひ、毎日の習慣として、気楽に続けてみてください。

1杯で野菜・果物不足をカバー!

毎朝、飲みたい特製ジュース!

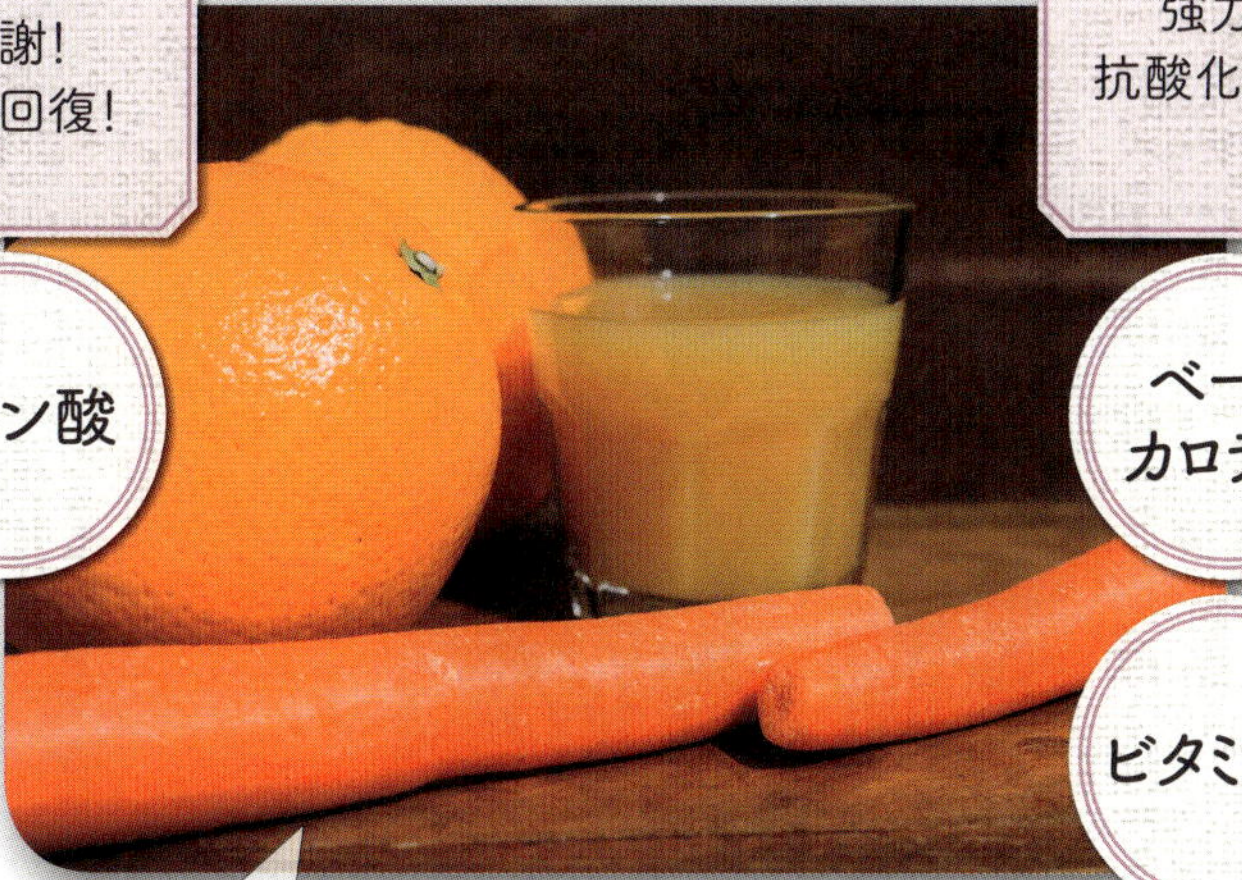
アンモニアを
代謝!
疲労回復!
クエン酸
強力な
抗酸化作用!
ベータ
カロテン
ビタミンC

特製ニンジンジュース

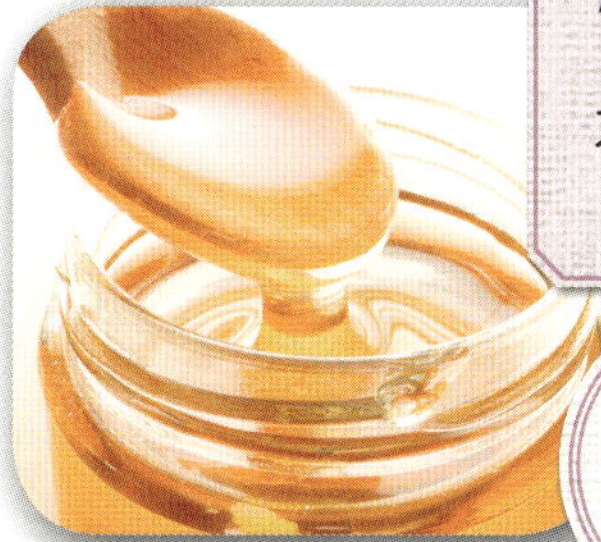
腸内環境を
整え、
アンモニアを
抑制!
オリゴ糖

ハチミツ

加齢臭対策は、これでバッチリ!

材料（コップ2杯分）

オレンジジュース（果汁100%濃縮還元）……300cc
ニンジン……1本（約160g）
水……50cc
ハチミツ……大さじ2～3杯

つくり方

ニンジンの皮をむいて乱切りにする。すべてをミキサーに入れてスイッチオン。高速で30秒程度。ニンジンがジュースに混ざれば完成!

09 冷え性を改善する「簡単! アサリ料理」

寒くもないのに手足が冷える――「アサリのショウガ炒め」がおすすめです。なぜなら、**冷えの原因の血行不良を解決してくれる**からです。

これは、アサリを刻んだショウガで炒めただけの簡単料理。**冷え性改善に強力なパワーを発揮**します。

アサリは、隠れ貧血（無自覚な鉄欠乏性貧血）に必要な鉄が豊富。しかも吸収のよいヘム鉄がたっぷりです。

アサリをたっぷり食べるには、**殻つきよりも水煮缶を使うのがいい**ですね。ショウガをたっぷり刻んで油で炒め、塩で味をつけて完成です。

ショウガの辛味成分は体を温め、冷えに効果的です。ナマのショウガに多いジンゲロールは逆に体を冷やしてしまいます。**ショウガは炒めたり加熱して料理する**ことが重要です。

ジンゲロールを加熱してできる**ジンゲロンは脂肪を燃焼させる**効果があるので、そのエネルギーで体が温まります。同時にショウガオールも増えます。この2つの成分が血流をよくして体を温めてくれるのです。

ショウガは、45ページの「ショウガオイル」としてつくったものを使うと効果的です。

手足がぽかぽかに温まる貝料理

\冷えの原因・血行不良を解決！/

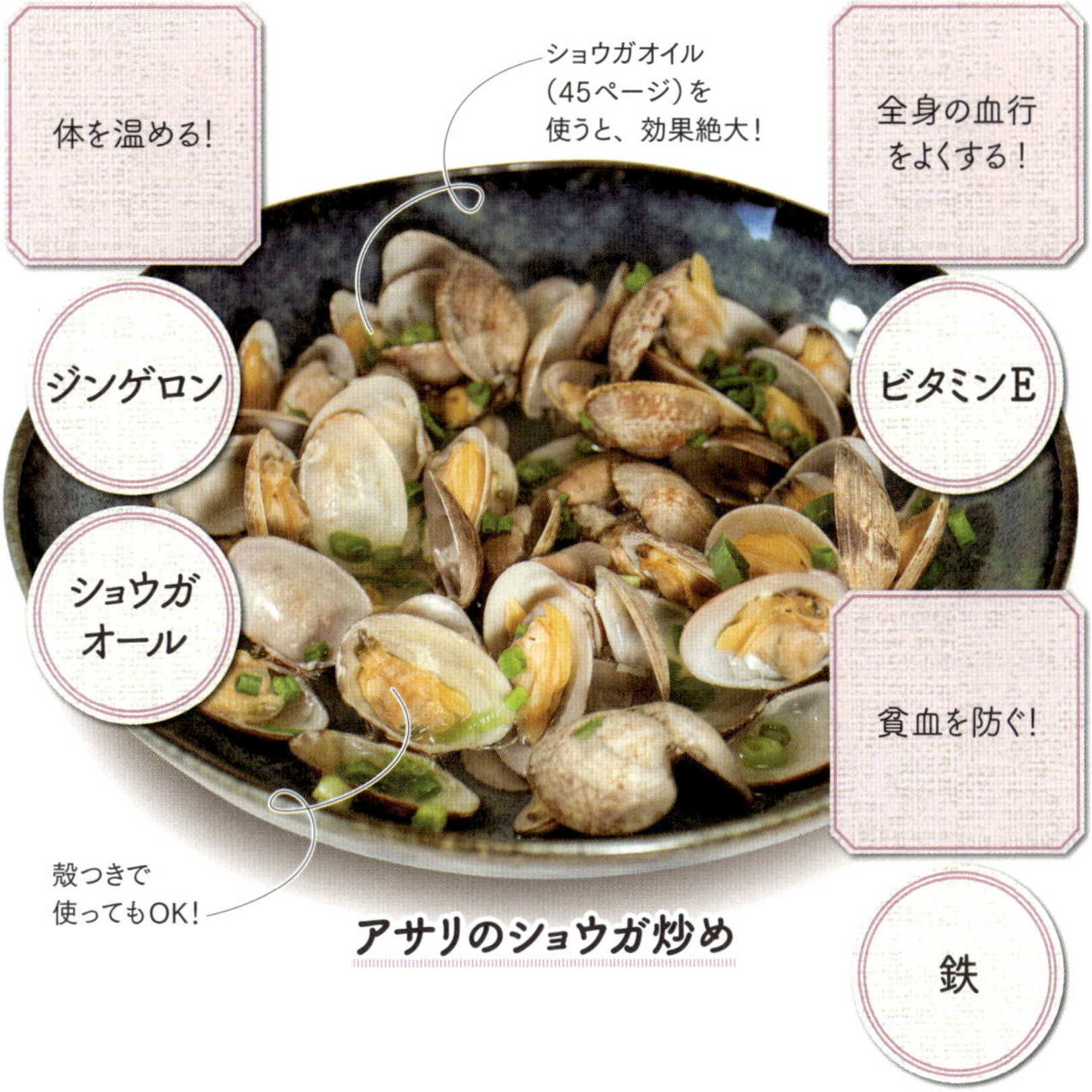
体を温める！
ショウガオイル（45ページ）を使うと、効果絶大！
全身の血行をよくする！
ジンゲロン
ビタミンE
ショウガオール
貧血を防ぐ！
殻つきで使ってもOK！
鉄

アサリのショウガ炒め

材料（2人前）

アサリの水煮缶 …… 1缶（固形量80g）
刻みショウガ …… 大さじ1（約15g）
長ネギ …… 1本
油 …… 大さじ1
中華風顆粒だし …… 小さじ1

つくり方

アサリ、ショウガ、斜め薄切りにした長ネギを炒めあわせ、中華風顆粒だしと塩で味をつければできあがり！

※写真はイメージです。

図《ず》解《かい》　食《た》べれば食《た》べるほど若《わか》くなる法《ほう》

著　者――菊池真由子（きくち・まゆこ）

発行者――押鐘太陽

発行所――株式会社三笠書房

〒102-0072　東京都千代田区飯田橋3-3-1

https://www.mikasashobo.co.jp

印　刷――誠宏印刷

製　本――若林製本工場

ISBN978-4-8379-2795-2 C0030

本書へのご意見やご感想、お問い合わせは、QRコード、
または下記URLより弊社公式ウェブサイトまでお寄せください。
https://www.mikasashobo.co.jp/c/inquiry/index.html